中 医 启 蒙 丛 书

最 新 图 解 版

零起点学

针灸

刘乃刚　编著

中国健康传媒集团

中国医药科技出版社

内容提要

针灸作为一种操作简单、疗效迅速的治疗方法，受到了很多人的喜欢。本书主要介绍了经络学说，腧穴的命名、分类、主治特点和规律，特定穴的含义、分类和作用，十四经脉的循行及其腧穴的定位、主治疾病，针灸的注意要点、治疗原则，并对内科、妇儿科、皮外科、五官科和急症病证按概念、病因病机、辨证、治疗和注意的方式进行逐一介绍，且配有经络循行图。本书内容丰富，通俗易懂，非常适合初学针灸的人员及中医爱好者阅读。

图书在版编目（CIP）数据

零起点学针灸 / 刘乃刚编著. — 北京：中国医药科技出版社，2017.8
（中医启蒙丛书）
ISBN 978-7-5067-9351-3

Ⅰ. ①零⋯　Ⅱ. ①刘⋯　Ⅲ. ①针灸学－基本知识　Ⅳ. ①R245

中国版本图书馆CIP数据核字(2017)第121986号

零起点学 针灸

美术编辑　陈君杞
版式设计　大隐设计

出版　中国健康传媒集团 ｜ 中国医药科技出版社
地址　北京市海淀区文慧园北路甲 22 号
邮编　100082
电话　发行：010-62227427　邮购：010-62236938
网址　www.cmstp.com
规格　710×1000mm $^1/_{16}$
印张　15
字数　206 千字
版次　2017 年 8 月第 1 版
印次　2019 年 3 月第 3 次印刷
印刷　三河市双峰印刷装订有限公司
经销　全国各地新华书店
书号　ISBN 978-7-5067-9351-3
定价　39.00 元

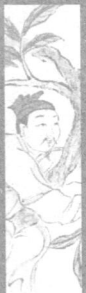

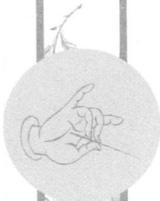

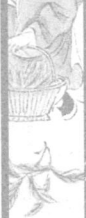

前言

从流传几千年的针灸、推拿，到拯救数百万人生命的抗疟药物青蒿素；从泳坛名将菲尔普斯在里约奥运会上，向世界展示了火罐在身上烙下的"中国印"，到 G20 峰会期间，许多外宾和记者朋友寻访中医方面的服务。近年来，"中医热"不断掀起风潮，自学中医的人也越来越多。但中医学博大精深，其理论抽象难懂，普通读者自学起来比较枯燥。为此，我们一直在探索用更加喜闻乐见的形式来普及中医文化。

为了帮助渴望了解中医、学习中医的读者更快地迈进中医的"大门"，中医启蒙丛书对中医学知识进行了提炼，挑选出最基础、最核心和最实用的知识点，用通俗流畅的语言和清晰准确的线条图加以讲解，帮助读者快速理解和掌握。

考虑到中医爱好者的实际需求，中医启蒙丛书从中医基础理论、中医诊断学、中药学、针灸学、脉学、中医必读歌诀六个方向入手，凝练出《零起点学中医》《零起点学中医诊断》《零起点学中药》《零起点学针灸》《零起点学脉诊》《零起点学中医歌诀》六个分册。广大中医爱好者一卷在手，不仅可以帮助您走近中医，还可以助您轻松地学习中医，并在日常生活中指导您的养生保健。希望丛书能让更多人从零起点、零距离开始接触中医，了解中医，感悟中医，热爱中医。

特别值得一提的是，中医启蒙丛书打破了以往中医图书的形式束缚，用图和表的形式，简明而形象地传达出中医学的关键知识点，对于抽象的理论和易混知识点都配以图表，比如每味中药配有插图，每个穴位、舌象附有示意图等，帮助读者加深理解记忆。更重要的是，为热爱中医、想探究中医奥秘的普通读者开启了一条快乐学中医的新路。

当然，由于时间有限，书中内容难免有不足或欠妥之处。在此诚心恳请广大读者在阅读中及时记录并反馈给我们，以便及时对丛书进行修订完善。

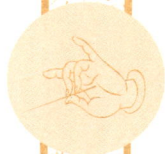

编者
2017 年 8 月

零起点学针灸

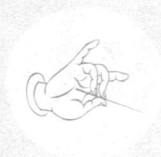

目录

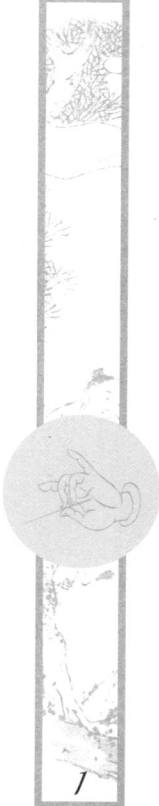

第七章　内科病证的针灸治疗

第八章　妇儿科病证的针灸治疗

第九章　皮外科病证的针灸治疗

第十章　五官科病证的针灸治疗

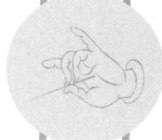

第十一章　急病的针灸治疗

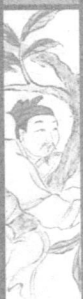

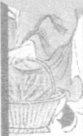

第一章
经脉学说——神奇的经络系统

什么是经络

经络：是运行全身气血，联络脏腑肢节，沟通上下内外的通路。

经络包括：

（1）经脉：大多循行于深部，有一定的循行径路。

（2）络脉：循行于较浅的部位，纵横交错。

经络的作用是将人体的所有脏腑、器官、孔窍以及皮肉筋骨，组织联结成一个统一的有机整体。经络学说是研究人体经络的生理功能、病理变化及其与脏腑相互关系的学说。

经络系统由什么组成

经络系统由经脉和络脉组成。其中，经脉包括十二经脉、奇经八脉，以及附属十二经脉的十二经别、十二经筋和十二皮部；络脉包括十五络脉和许多浮络、孙络等。

经脉

十二经脉

【定义】十二脏腑所属的经脉，又称正经。

【作用】运行气血的主要干道。

【特点】分手足三阴三阳，与脏腑连属，有表里相配，其循环自肺经开始至肝经止，周而复始循环不息，各经均有专定的腧穴。

奇经八脉

【定义】不直接连属脏腑，无表里相配，故称奇经。

【作用】加强经脉之间的联系，以调节十二经气血。

【特点】任督两脉随十二经组成循环的通路，并有专定的腧穴，其他六脉不随十二经循环，腧穴都依附于十二经脉。

十二经别

【定义】正经别出的支脉。

【作用】加强表里经脉深部的联系，以补正经在体内外循环的不足。

【特点】循环路线走向均由四肢别出走入深部（胸、腹）复出浅部（头、颈）。

十二经筋

【定义】十二经脉所属的筋肉体系。

【作用】联结肢体骨肉，维络周身，主司关节运动。

【特点】循环走向自四肢末端走向躯干，终于头身，不入脏腑，多结聚于四肢关节和肌肉丰富之处。

十二皮部

【定义】十二经脉所属的皮肤体系。

【作用】加强十二经脉与体表的联系，是十二经脉在体表一定部位的反应区。

【特点】分区基本上和十二经脉在体表的循行部位一致。

络脉

十五络脉

【定义】本经别走相表里经的支络。

【作用】加强十二经中表里两经的联系。

【特点】十二经脉和任、督两脉各有一个别络，加上脾之大络，共称十五络脉。

孙络

络脉最细小的分支，网罗全身。

浮络

浮行于浅表部位的络脉。

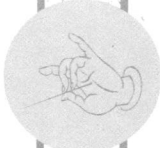

什么是十二经脉

十二经脉对称地分布于人体两侧，其名称包括手足、阴阳、脏腑三个方面。

手经行于上肢，足经行于下肢。阴经行于四肢内侧，属脏；阳经行于四肢外侧，属腑。

因四肢内外两侧沿前、中、后有三条经脉，故手足共有十二条经脉。包括手太阴肺经、手厥阴心包经、手少阴心经，手阳明大肠经、手少阳三焦经、手太阳小肠经，足太阴脾经、足厥阴肝经、足少阴肾经，足阳明胃经、足少阳胆经、足太阳膀胱经。

十二经脉如何走向和交接

十二经脉的走向、交接规律：手三阴经从胸腔走向手指末端，交手三阳经；手三阳经从手指末端走向头面部，交足三阳经；足三阳经从头面部走向足趾末端，交足三阴经；足三阴经从足趾末端走向腹腔、胸腔，交手三阴经，这样"阴阳相贯，如环无端"地循行。

十二经脉分布有何规律

在体表的分布有一定的规律性	在四肢部	阴经分布在内侧面，内侧分三阴	太阴、阳明在前缘，少阴、太阳在后缘，厥阴、少阳在中线
		阳经分布在外侧面，外侧分三阳	
	在头面部	阳明经行面部、额部	
		太阳经行面颊、头顶及后头部	
		少阳经行于头侧部	

躯干部各经分布的规律性不强	手三阳经均行经肩胛部 足三阳经中则阳明经行于胸腹，太阳行于背部，少阳行于胁肋部 足三阴经均行于腹面部 循行于腹面的经脉，自内向外的排列顺序为足少阴经、足阳明经、足太阴经、足厥阴经

十二经脉通过经脉、经别、别络互相沟通，组成六对表里相合的关系。

表	里
足太阳膀胱经	足少阴肾经
足少阳胆经	足厥阴肝经
足阳明胃经	足太阴脾经
手太阳小肠经	手少阴心经
手少阳三焦经	手厥阴心包经
手阳明大肠经	手太阴肺经

十二经脉的表里关系不仅加强了表里两经的联系，而且增强了对应脏腑间的生理、病理联系。

十二经脉的流注次序为：起于肺经→大肠经→胃经→脾经→心经→小肠经→膀胱经→肾经→心包经→三焦经→胆经→肝经，最后又回到肺经，周而复始，环流不息。

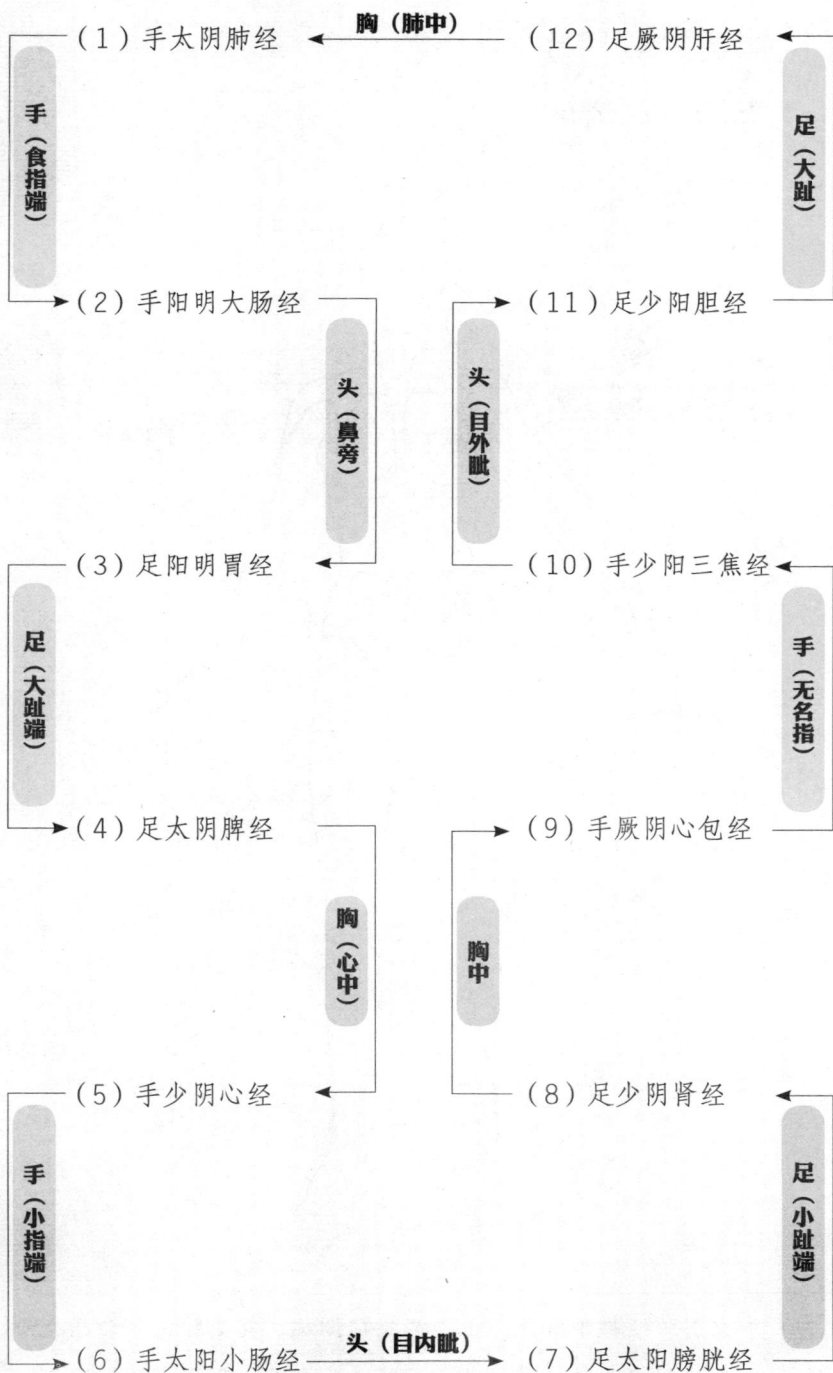

（1）手太阴肺经　←　胸（肺中）　（12）足厥阴肝经

手（食指端）

足（大趾）

（2）手阳明大肠经　→　　　（11）足少阳胆经

头（鼻旁）

头（目外眦）

（3）足阳明胃经　←　（10）手少阳三焦经　←

足（大趾端）

手（无名指）

（4）足太阴脾经　　　（9）手厥阴心包经

胸（心中）

胸中

（5）手少阴心经　←　（8）足少阴肾经

手（小指端）

足（小趾端）

（6）手太阳小肠经　头（目内眦）　→　（7）足太阳膀胱经

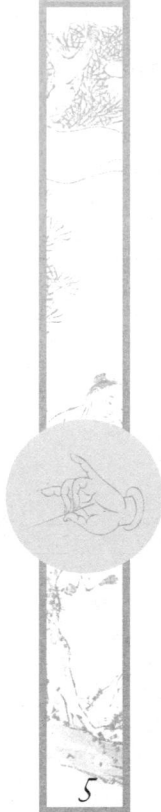

十二经脉的循行部位

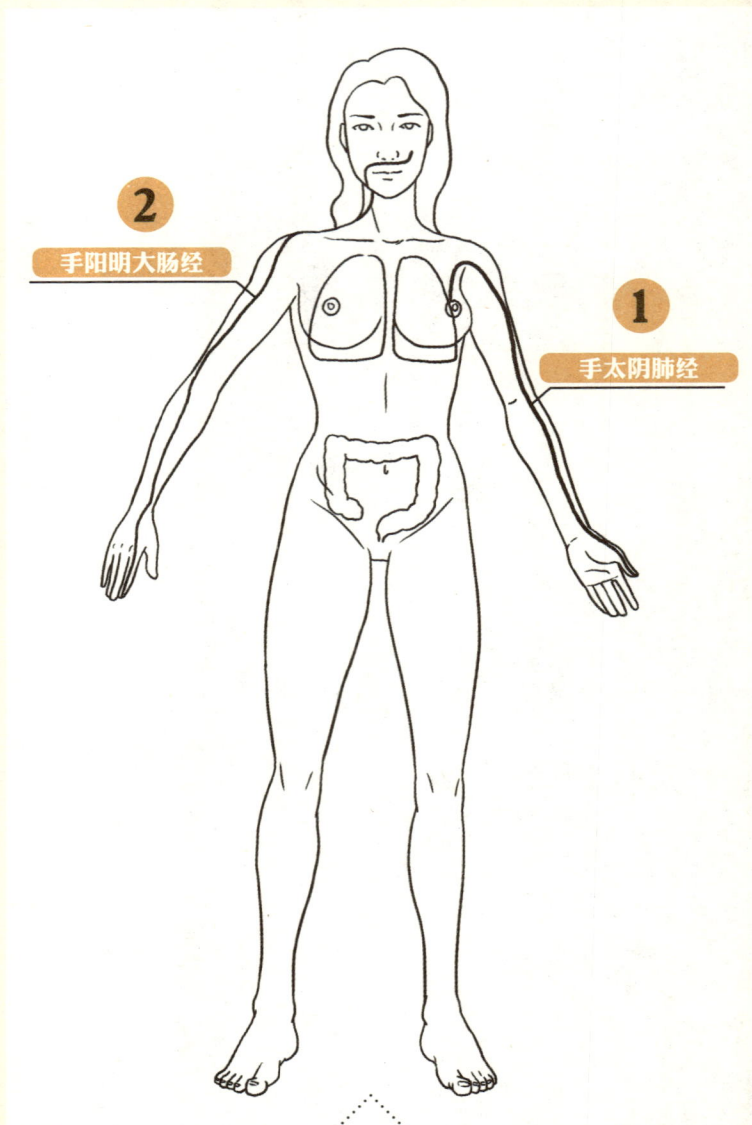

十二经脉的循行部位：

2 手阳明大肠经

1 手太阴肺经

---

1 手太阴肺经起于中焦，止于拇指桡侧端，其支脉止于食指桡侧端，交于手阳明大肠经，属肺络大肠，与三焦、胃有经络联系。

2 手阳明大肠经起于食指桡侧端，其支脉止于对侧鼻翼旁，交于足阳明胃经，属大肠络肺。

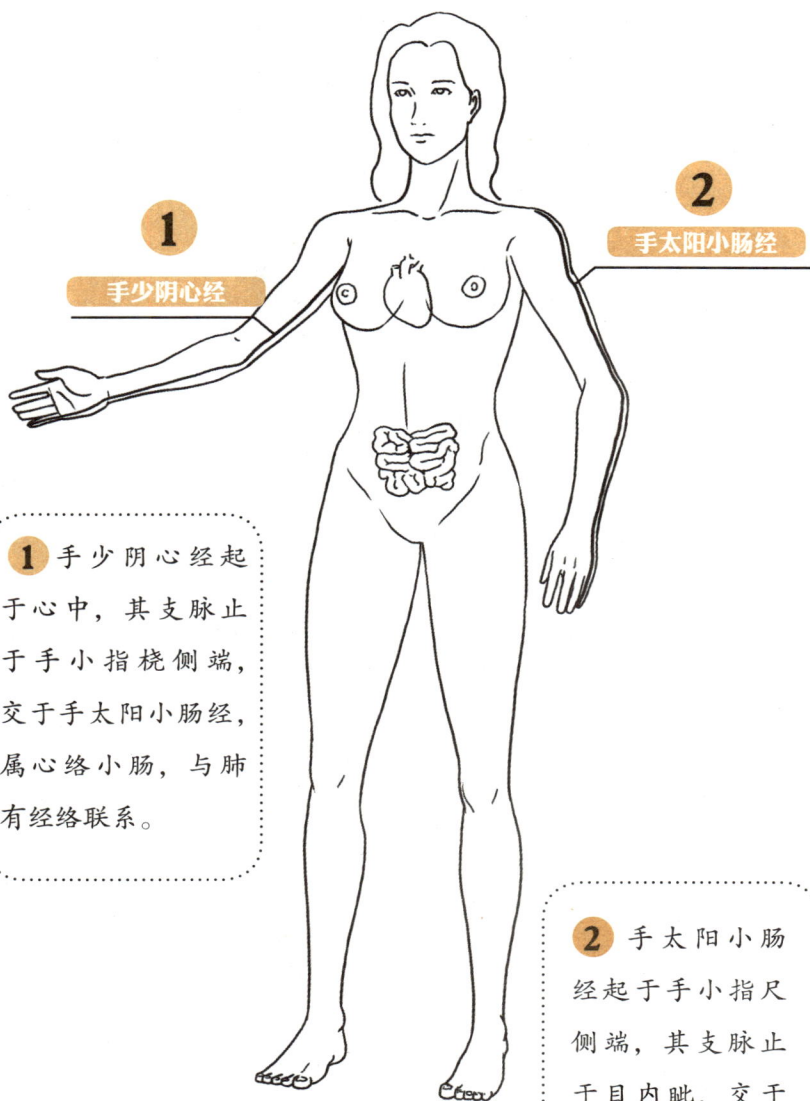

1 手少阴心经

2 手太阳小肠经

1 手少阴心经起于心中，其支脉止于手小指桡侧端，交于手太阳小肠经，属心络小肠，与肺有经络联系。

2 手太阳小肠经起于手小指尺侧端，其支脉止于目内眦，交于足太阳膀胱经，属小肠络心，与胃有经络联系。

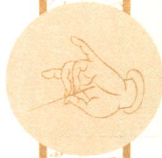

1 手厥阴心包经

2 手少阳三焦经

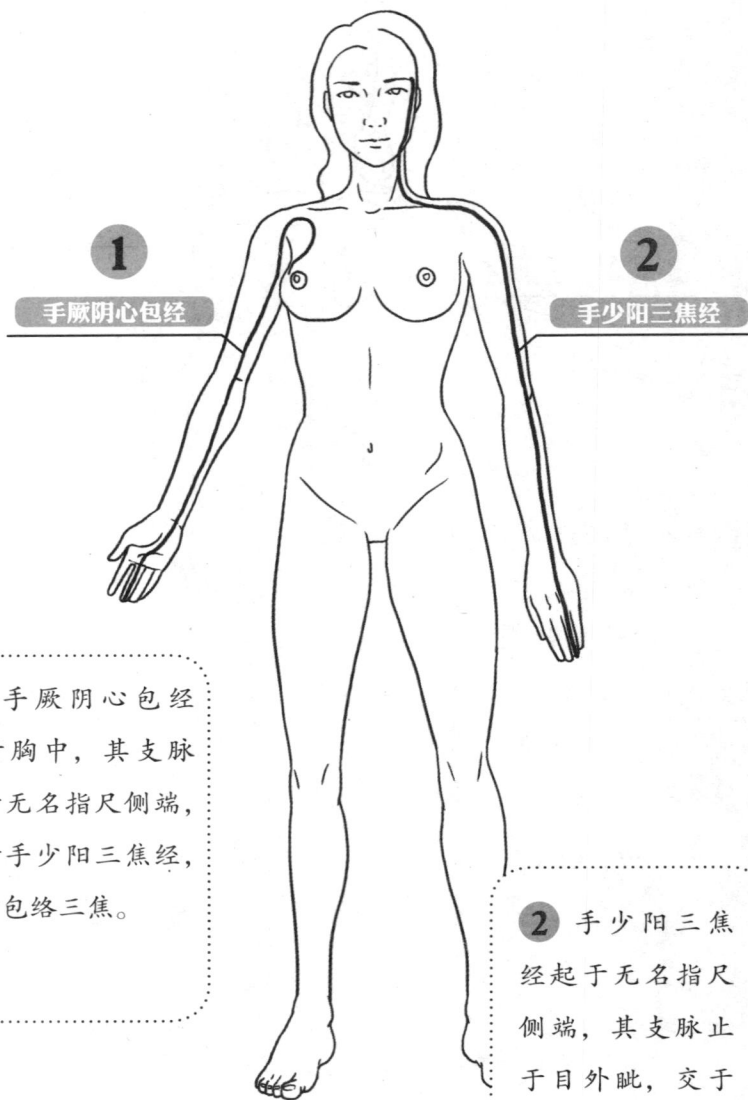

1 手厥阴心包经起于胸中，其支脉止于无名指尺侧端，交于手少阳三焦经，属心包络三焦。

2 手少阳三焦经起于无名指尺侧端，其支脉止于目外眦，交于足少阳胆经，属三焦络心包。

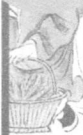

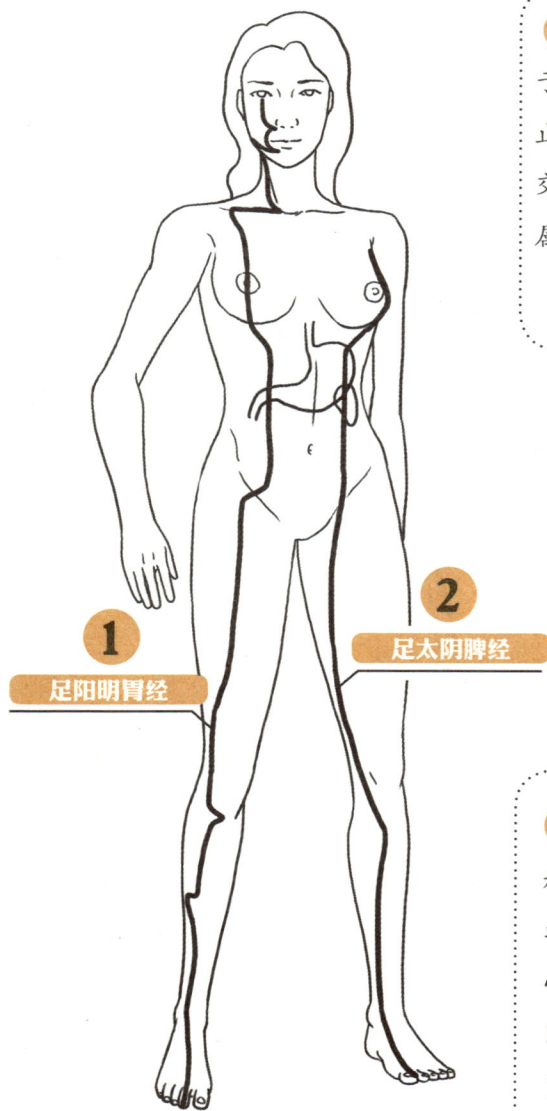

1 足阳明胃经起于鼻翼旁，其支脉止于足大趾内侧端，交于足太阴脾经，属胃络脾。

2 足阳明胃经

1

2 足太阴脾经

2 足太阴脾经起于足大趾内侧端，其支脉止于心中，交于手少阴心经，属脾络胃，与心有经络联系。

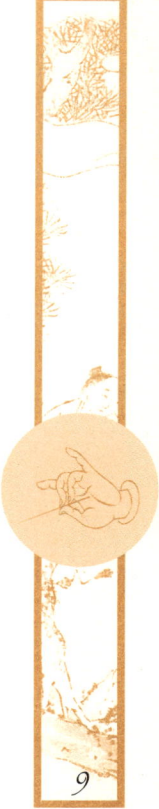

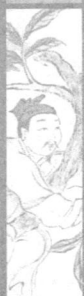

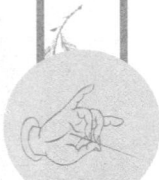

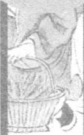

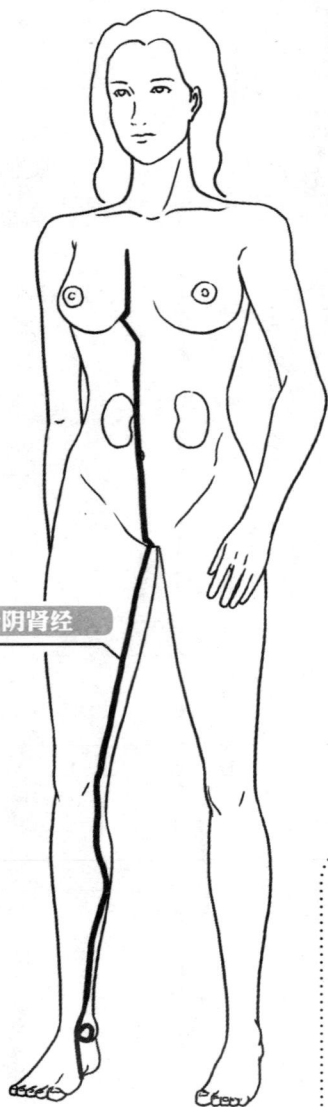

足少阴肾经

足少阴肾经起于足小趾下，其支脉止于胸中，交于手厥阴心包经，属肾络膀胱，与肝、肺、心有经络联系。

足太阳膀胱经

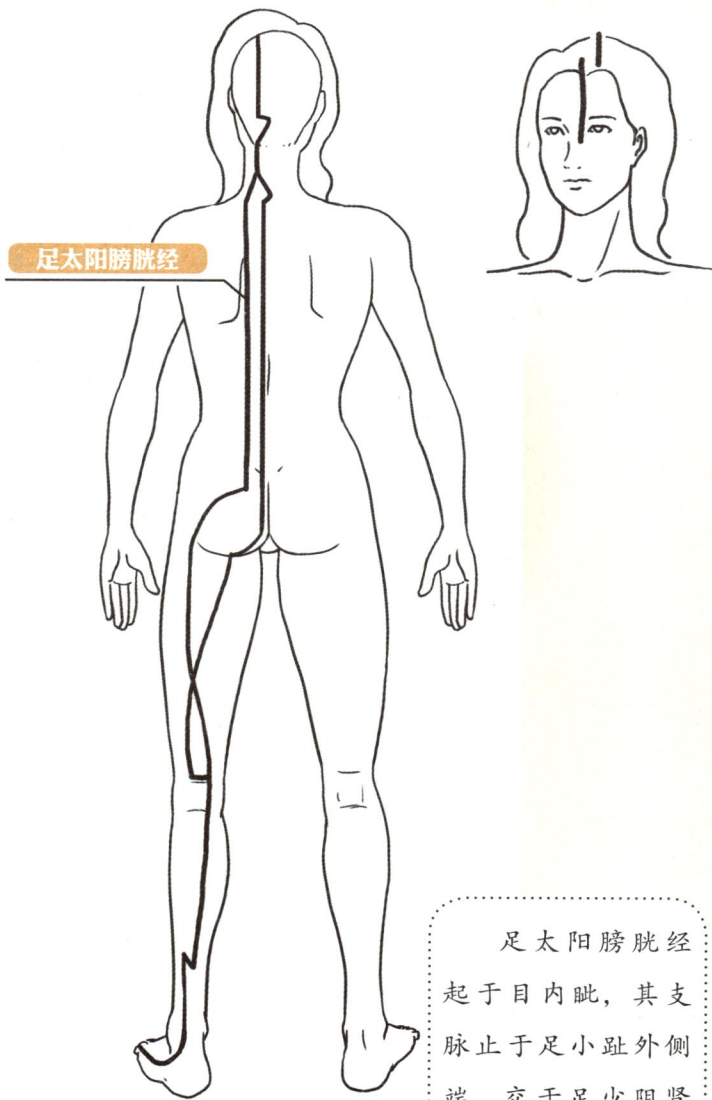

足太阳膀胱经起于目内眦，其支脉止于足小趾外侧端，交于足少阴肾经，属膀胱络肾，与脑有经络联系。

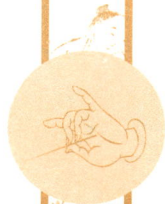

1 足少阳胆经起于目外眦，止于足第4趾外侧端，其支脉止于足大趾爪甲后丛毛处，交于足厥阴肝经，属胆络肝。

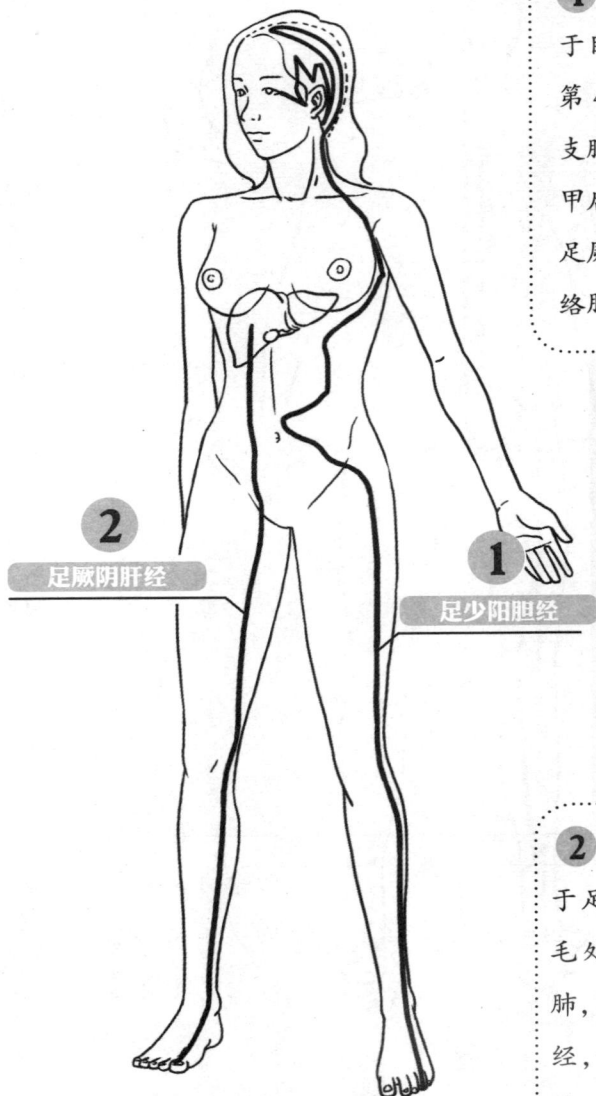

2
足厥阴肝经

1
足少阳胆经

2 足厥阴肝经起于足大趾爪甲后丛毛处，其支脉止于肺，交于手太阴肺经，属肝络胆，与肺、胃、脑有经络联系。

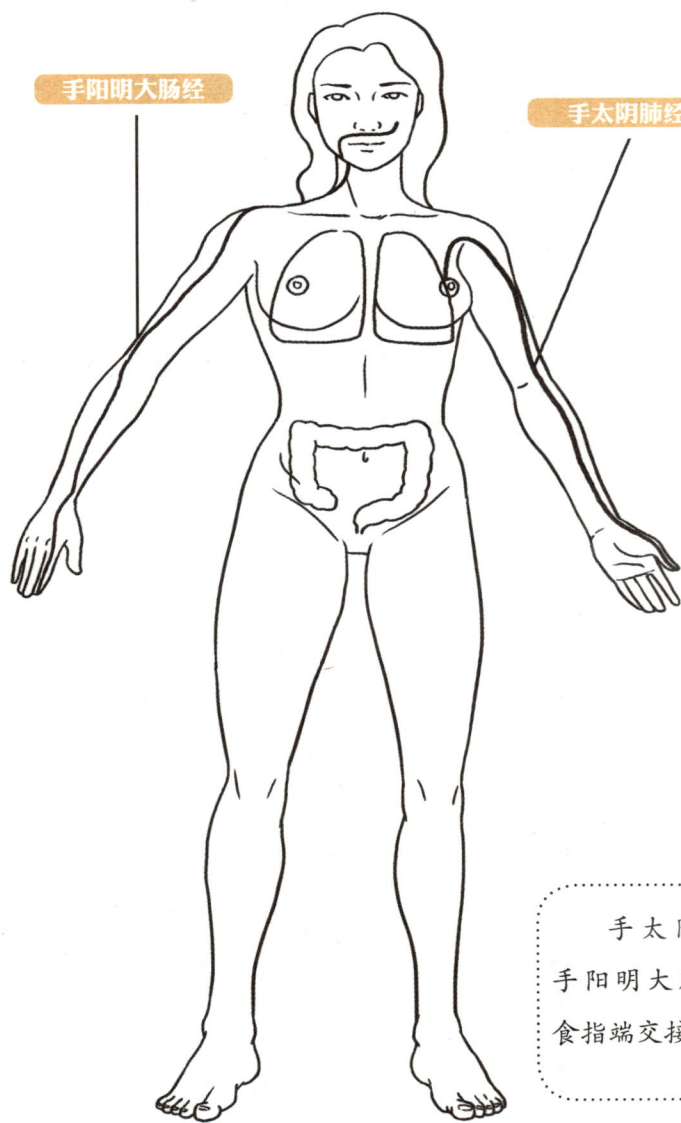

手阳明大肠经

手太阴肺经

手太阴肺经与手阳明大肠经在手食指端交接。

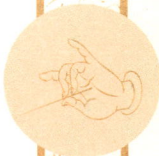

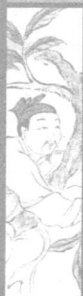

足阳明胃经

足太阴脾经

足阳明胃经与足太阴脾经在足大趾内端交接。

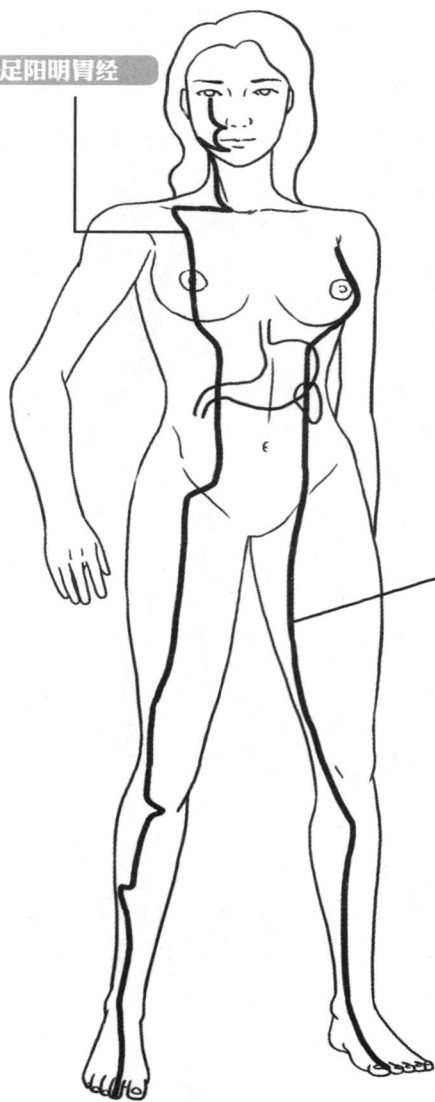

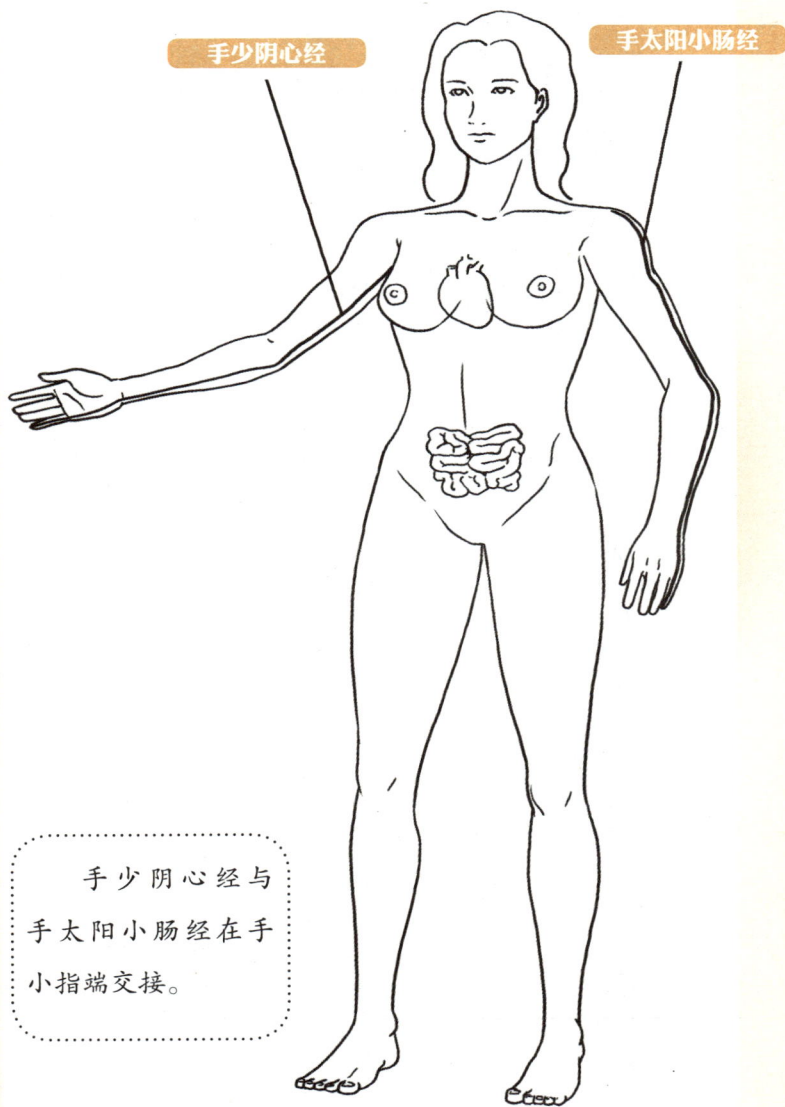

手少阴心经

手太阳小肠经

手少阴心经与手太阳小肠经在手小指端交接。

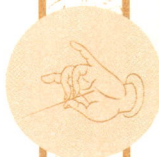

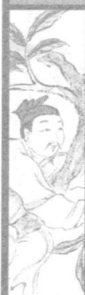

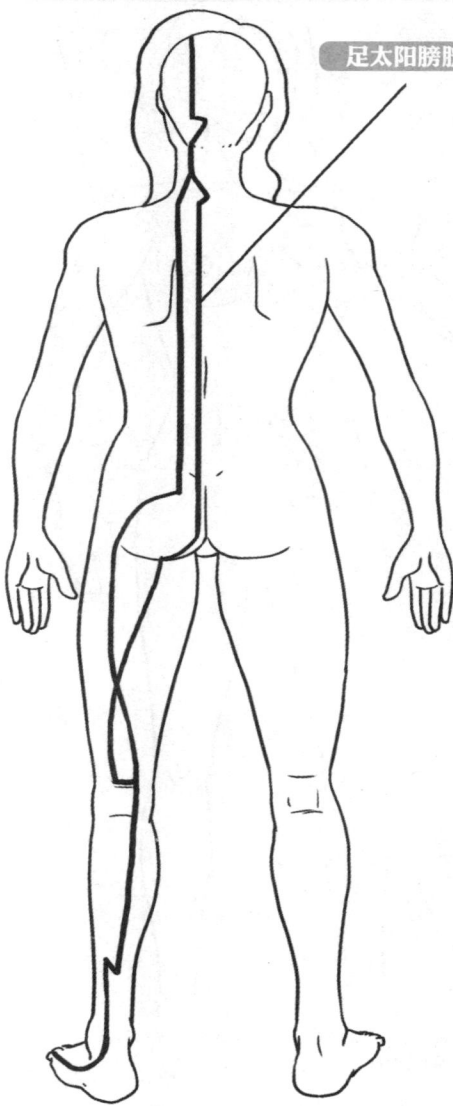

足太阳膀胱经

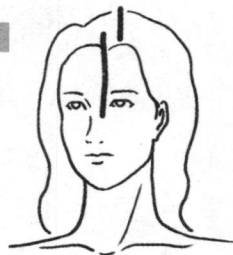

手太阳小肠经
与足太阳膀胱经在
目内眦交接。

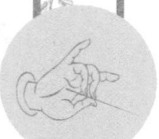

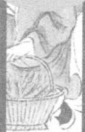

足少阴肾经

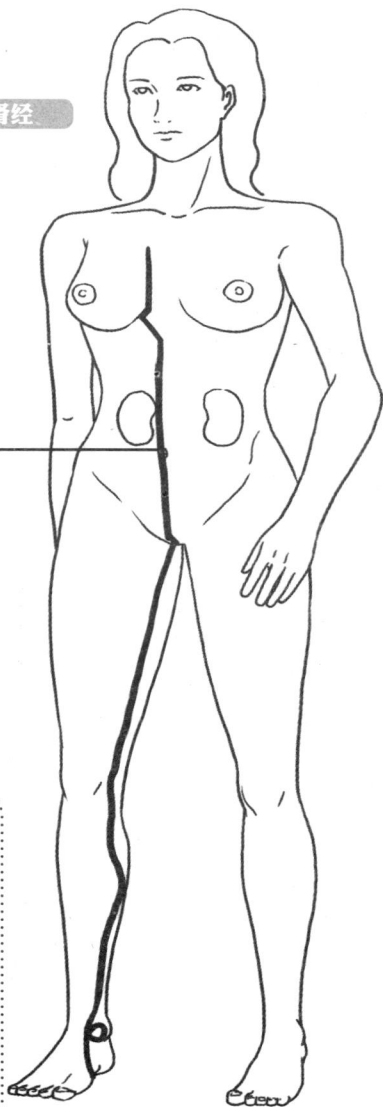

足太阳膀胱经
与足少阴肾经在足
小趾端交接，足少
阴肾经与手厥阴心
包经在胸中交接。

手厥阴心包经

手少阳三焦经

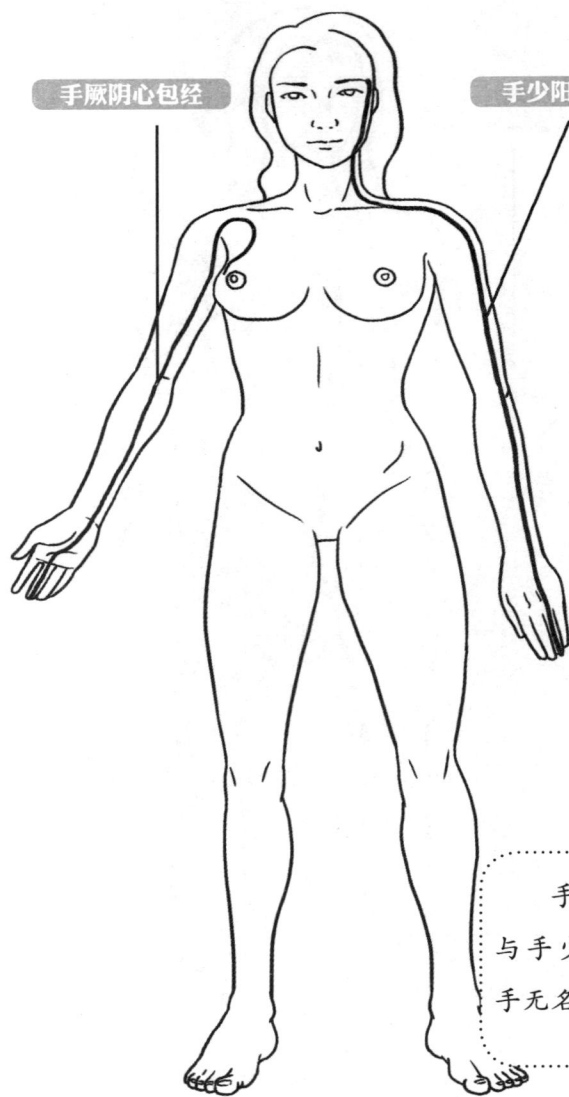

手厥阴心包经
与手少阳三焦经在
手无名指端交接。

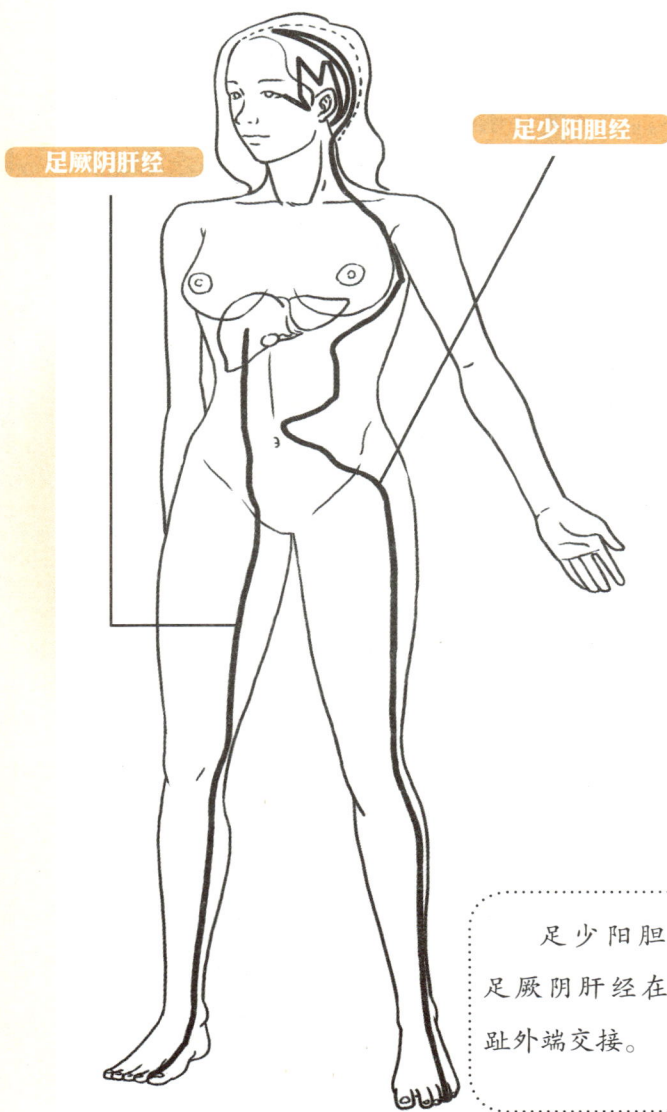

足厥阴肝经

足少阳胆经

足少阳胆经与
足厥阴肝经在足大
趾外端交接。

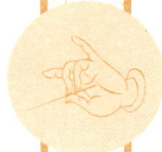

小结

	起止部位	络属关系	经络相联系的脏腑及支脉的条数
手太阴肺经	起于中焦，止于拇指桡侧端，其支脉止于食指桡侧端	交于手阳明大肠经；属肺络大肠	与三焦、胃有经络联系；共有1条支脉
手阳明大肠经	起于食指桡侧端，其支脉止于对侧鼻翼旁	交于足阳明胃经；属大肠络肺	共有1条支脉
足阳明胃经	起于鼻翼旁，其支脉止于足大趾内侧端	交于足太阴脾经；属胃络脾	共有4条支脉
足太阴脾经	起于足大趾内侧端，其支脉止于心中	交于手少阴心经；属脾络胃	与心有经络联系；共有1条支脉
手少阴心经	起于心中，其支脉止于手小指桡侧端	交于手太阳小肠经；属心络小肠	与肺有经络联系；共有1条支脉
手太阳小肠经	起于手小指尺侧端，其支脉止于目内眦	交于足太阳膀胱经；属小肠络心	与胃有经络联系；共有2条支脉
足太阳膀胱经	起于目内眦，其支脉止于足小趾外侧端	交于足少阴肾经；属膀胱络肾	与脑有经络联系；共有3条支脉
足少阴肾经	起于足小趾下，其支脉止于胸中	交于手厥阴心包经；属肾络膀胱	与肝、肺、心有经络联系；共有1条支脉
手厥阴心包经	起于胸中，其支脉止于无名指尺侧端	交于手少阳三焦经；属心包络三焦	共有2条支脉
手少阳三焦经	起于无名指尺侧端，其支脉止于目外眦	交于足少阳胆经；属三焦络心包	共有2条支脉
足少阳胆经	起于目外眦，止于足第4趾外侧端，其支脉止于足大趾爪甲后丛毛处	交于足厥阴肝经；属胆络肝	共有3条支脉
足厥阴肝经	起于足大趾爪甲后丛毛处，其支脉止于肺	交于手太阴肺经；属肝络胆	与肺、胃、脑有经络联系；共有2条支脉

什么是奇经八脉

奇经八脉是督脉、任脉、冲脉、带脉、阴跷脉、阳跷脉、阴维脉、阳维脉的总称。其分布不像十二经脉那样有规律，既同脏腑没有直接的络属关系，相互之间也没有表里关系，故称为"奇经"。

奇经八脉有什么作用

奇经八脉的作用：

（1）沟通十二经脉之间的联系。

（2）调节十二经脉的气血。

（3）与肝、肾等脏及女子胞、脑、髓等奇恒之腑关系较为密切，增强相互之间的生理、病理联系。

奇经八脉是如何分布的

奇经八脉的循行部位及生理功能

督脉

【循行部位】起于胞中，下出会阴，沿脊柱内部上行，入颅络脑，再向下到唇系带；另有一支脉从脊柱分出到肾；还有一支脉从小腹内上行，上至两眼下部。

【生理功能】总督一身之阳经，有"阳脉之海"之称。督脉与脑、脊髓、肾关系密切。

任脉

【循行部位】起于胞中，下出会阴，沿腹胸部正中线上行，止于目眶下。

【生理功能】总任一身之阴脉，有"阴脉之海"之称。任脉起于胞中，与女子妊娠有关，称"任主胞胎"。

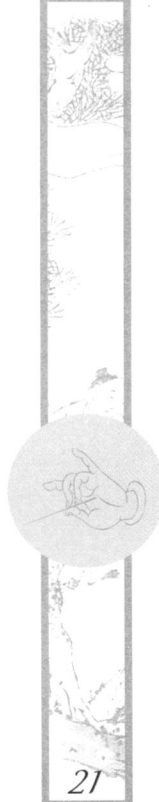

督 脉

为诸阳经交会之脉，称"阳脉之海"，具有调节全身阳经经气的作用。足厥阴肝经流注到督脉。

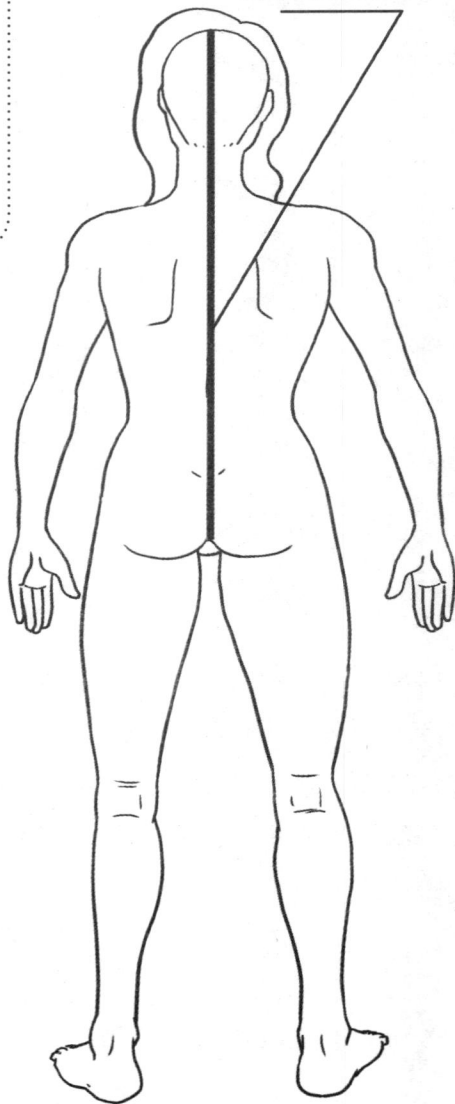

督脉

任脉

为诸阴经交会之脉，称"阴脉之海"，具有调节全身阴经经气的作用。督脉流注到任脉，最后又回到肺经。

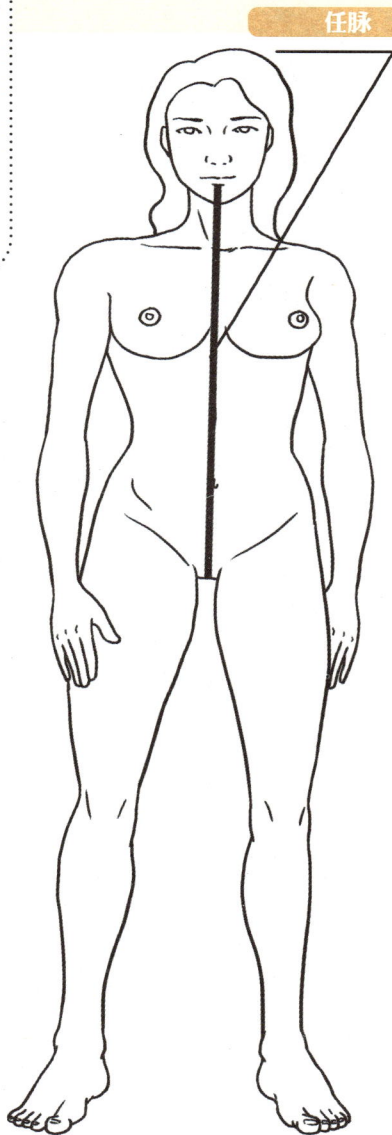

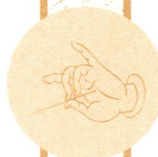

任脉

冲脉

【循行部位】起于胞中，下出会阴，与足少阴经相并上行至目眶下。另有分支从肾下至足底及足背，还有分支从胞中出后与督脉相通，上行于脊柱内。

【生理功能】冲脉上至于头，下至于足，贯穿全身，为气血的要冲，调节十二经气血，有"十二经脉之海"之称。冲脉又为"血海"，与妇女的月经密切相关。

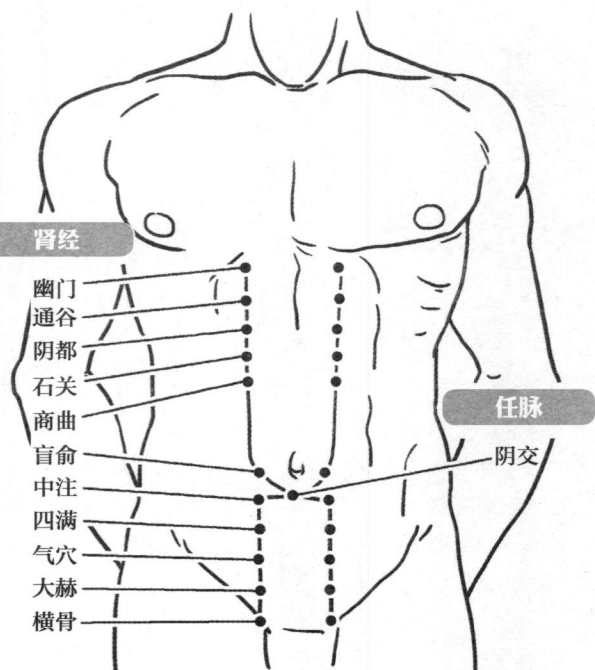

带脉

【循行部位】起于季胁，斜向下行到带脉五维、维道穴，横行绕身一周。带脉围腰一周，犹如束带。

【生理功能】约束纵行诸脉。

冲脉

为气血的要冲，调节十二经气血，有"十二经脉之海"之称。冲脉又为"血海"，与妇女的月经密切相关。

肾经

幽门
通谷
阴都
石关
商曲
肓俞
中注
四满
气穴
大赫
横骨

任脉

阴交

带脉

带脉围腰一周，犹如束带，基本功能为约束纵行诸脉。

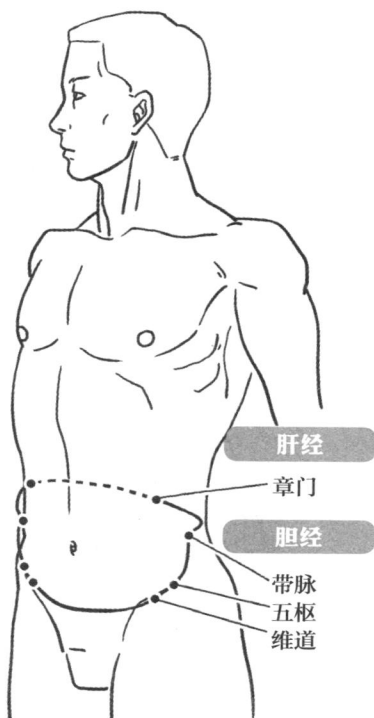

肝经

章门

胆经

带脉
五枢
维道

阴维脉、阳维脉

【循行部位】阴维脉起于小腿内侧足三阴经交会之处，沿下肢内侧上行，至腹部与足太阴脾经同行，至胁部，与足厥阴经相合，然后上行咽喉，与任脉相会。

阳维脉起于外踝下，与足少阳胆经并行，沿下肢外侧上行，经躯干后侧，从腋后上肩，经颈部、耳后、额部、头侧、项部，与督脉会合。

【生理功能】阴维脉"维络诸阴"；阳维脉"维络诸阳"。

阴跷脉、阳跷脉

【循行部位】阴跷脉从内踝下照海穴分出，沿下肢内侧、腹部、胸部、人迎旁、鼻旁到目内眦，与足太阳经、阳跷脉相会合。

阳跷脉从外踝下申脉穴分出，经下肢外侧、腹部、胸部后外侧，经肩、颈外侧，上挟口角到目内眦，与足太阳经、阴跷脉会合，再上行发际下达耳后，与足少阳胆经会合于项后。

【生理功能】濡养眼目，司眼睑之开合和下肢运动。此外，古人尚有阴、阳跷脉"分主一身左右之阴阳"之说。

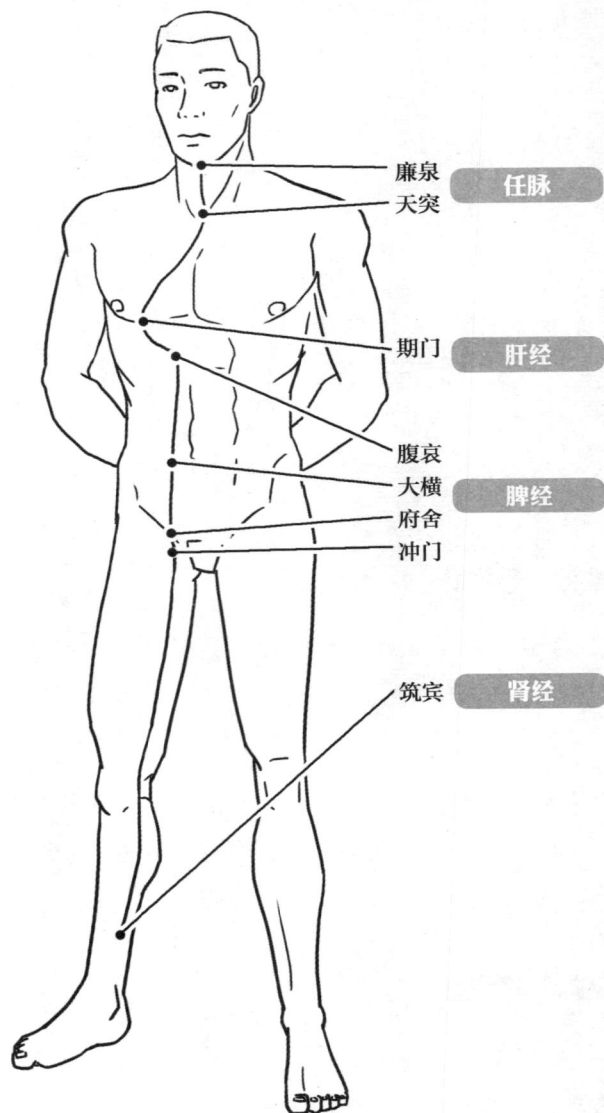

廉泉	**任脉**
天突	
期门	**肝经**
腹哀	**脾经**
大横	
府舍	
冲门	
筑宾	**肾经**

（阴）（维）（脉）

　　起于小腿内侧足三阴经交会之处，沿下肢内侧上行，至腹部与足太阴脾经同行，至胁部，与足厥阴经相合，然后上行咽喉，与任脉相会。

阳维脉

起于外踝下，与足少阳胆经并行，沿下肢外侧上行，经躯干后侧，从腋后上肩，经颈部、耳后、额部、头侧、项部，与督脉会合。

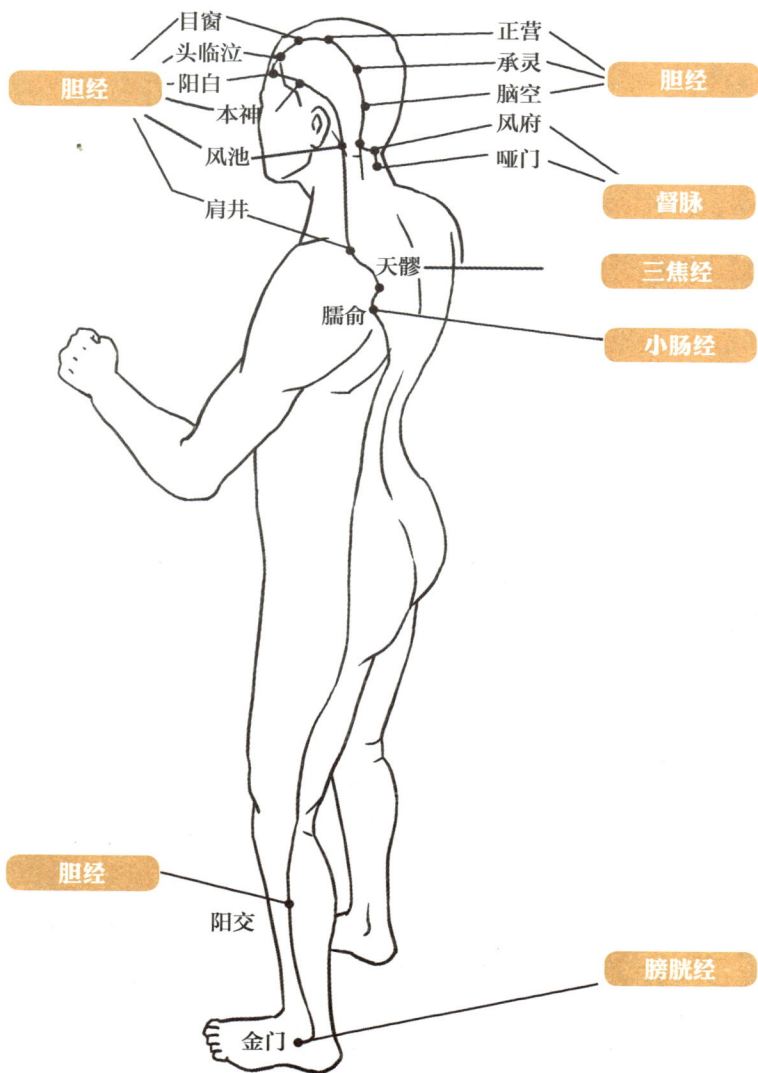

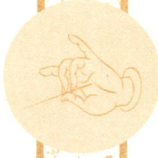

目窗
头临泣
阳白
本神
风池
肩井

胆经

正营
承灵
脑空
风府
哑门

胆经

督脉

天髎

三焦经

臑俞

小肠经

胆经

阳交

膀胱经

金门

阴跷脉

从内踝下照海穴分出，沿下肢内侧、腹部、胸部、人迎旁、鼻旁到目内眦，与足太阳经、阳跷脉相会合。

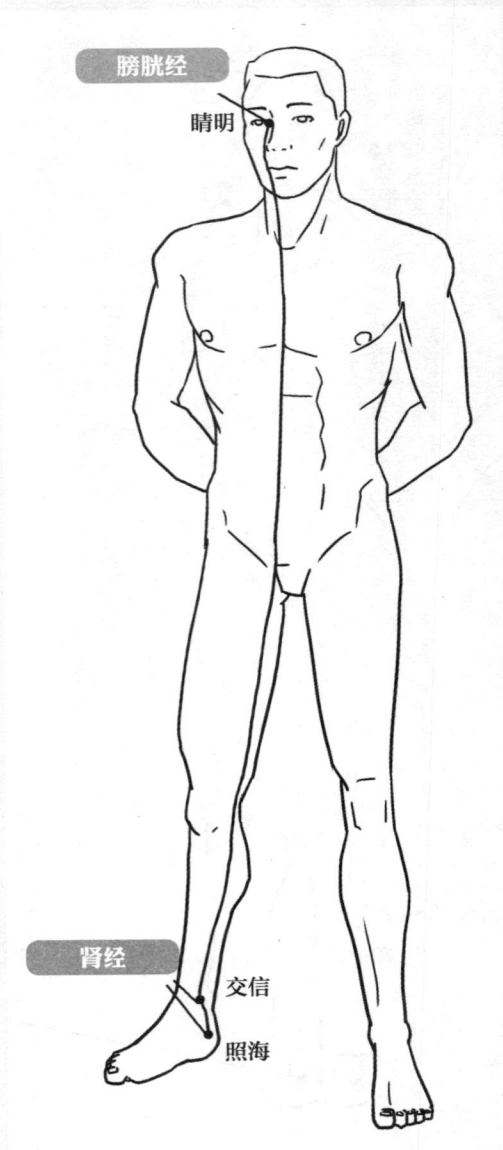

膀胱经

睛明

肾经

交信

照海

阳跷脉

从外踝下申脉穴分出，经下肢外侧、腹部、胸部后外侧，经肩、颈外侧，上挟口角到目内眦，与足太阳经、阴跷脉会合，再上行发际下达耳后，与足少阳胆经会合于项后。

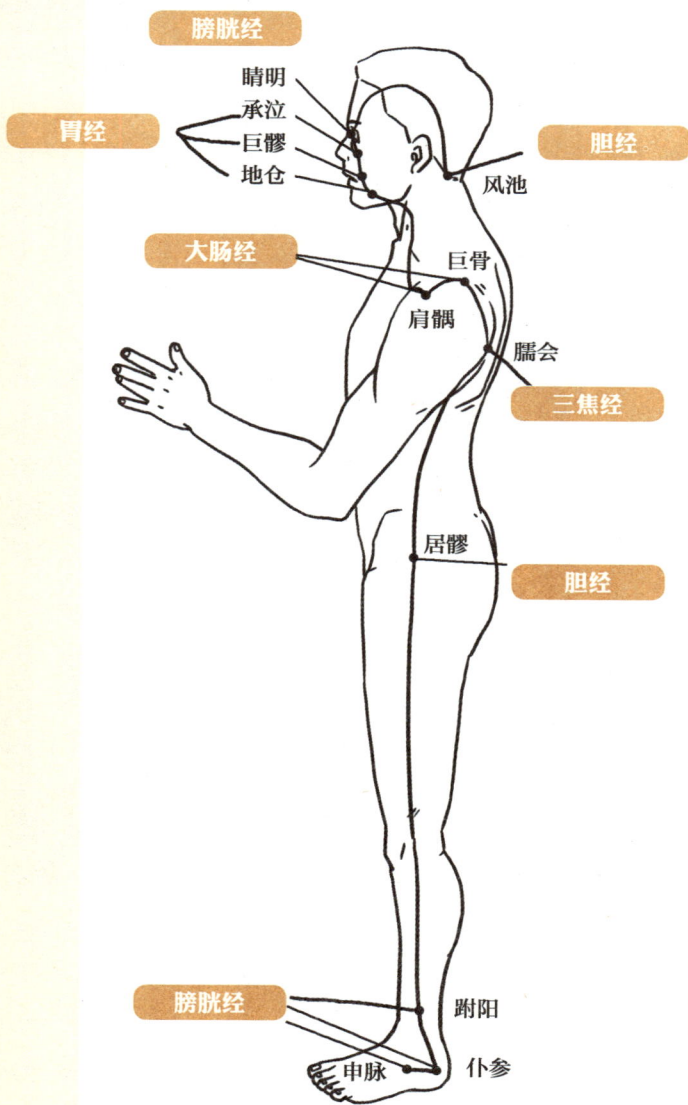

膀胱经

晴明
承泣
巨髎
地仓

胃经

胆经

风池

巨骨

大肠经

肩髃

臑会

三焦经

居髎

胆经

膀胱经

跗阳

申脉
仆参

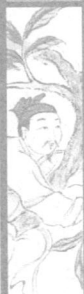

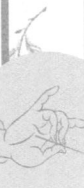

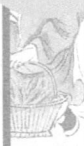

什么是经别、别络、经筋、皮部

经别、别络、经筋、皮部的含义及生理功能

经别

【含义】

（1）别行的正经。

（2）是从十二经脉别行分出，循行于胸、腹及头部的重要支脉。

（3）是从经脉的四肢部分（多为肘、膝关节以上）别出（称为"离"），走入体腔脏腑深部（称为"入"），然后浅出体表（称为"出"），而上头面，阳经经别合于本经的经脉，阴经经别合于其相表里的阳经的经脉（称为"合"）。所以，十二经别在循行上有"离、入、出、合"的特点。

（4）相表里的经别最后在头面部合于六阳经脉，称为"六合"。

【生理功能】

（1）加强十二经脉中相表里的两经在体内的联系。

（2）加强十二经脉，尤其是六阴经与头面的联系。

（3）扩大十二经脉的主治范围。

（4）加强足三阴、足三阳经与心脏的联系。

别络

【含义】

（1）是从经脉分出的支脉，多分布于体表。

（2）十二经脉各从四肢肘膝关节以下分出一条别络，表里两经的别络相互联络；任脉之络分布于腹部，督脉之络分布于背部，脾之大络分布在身之侧部，共十五别络。

（3）若加上胃之大络，也可称为十六别络。

【生理功能】

（1）加强十二经脉中互为表里的两条经脉之间的体表联系。

（2）加强人体前、后、侧面络脉的统一联系。

经筋

【含义】

（1）是十二经脉连属于筋肉的体系。

（2）因其功能活动有赖于经络气血的濡养和十二经脉的调节，因而划分为 12 个系统，称为十二经筋。

（3）十二经筋在分布上，同十二经脉在体表的循行基本一致，但走向都从四肢末端走向头身，多结聚于关节和骨骼附近，与脏腑无络属关系，有"结、聚、散、络"的分布特点。

【生理功能】

约束骨骼，有利于关节的屈伸运动。

皮部

【含义】

是体表的皮肤按经络的分布部位分区。

十二经脉及其所属的络脉，在体表有一定的分布范围，与之相应，全身的皮肤划分为十二个部分，称为十二皮部。

经络的生理功能及经络学说的应用

经络的生理功能	经络学说的应用
（1）联系脏腑，沟通内外； （2）运行气血，营养全身； （3）抗御病邪，保卫机体。	（1）解释生理现象； （2）阐释病理变化； （3）指导疾病诊断和治疗。

什么是根结

　　根结是指经气的所起与所归，反映出经气上下两极间的关系。根起于四肢末端，向上而结于头面躯干。因此，可以"头痛医脚"。

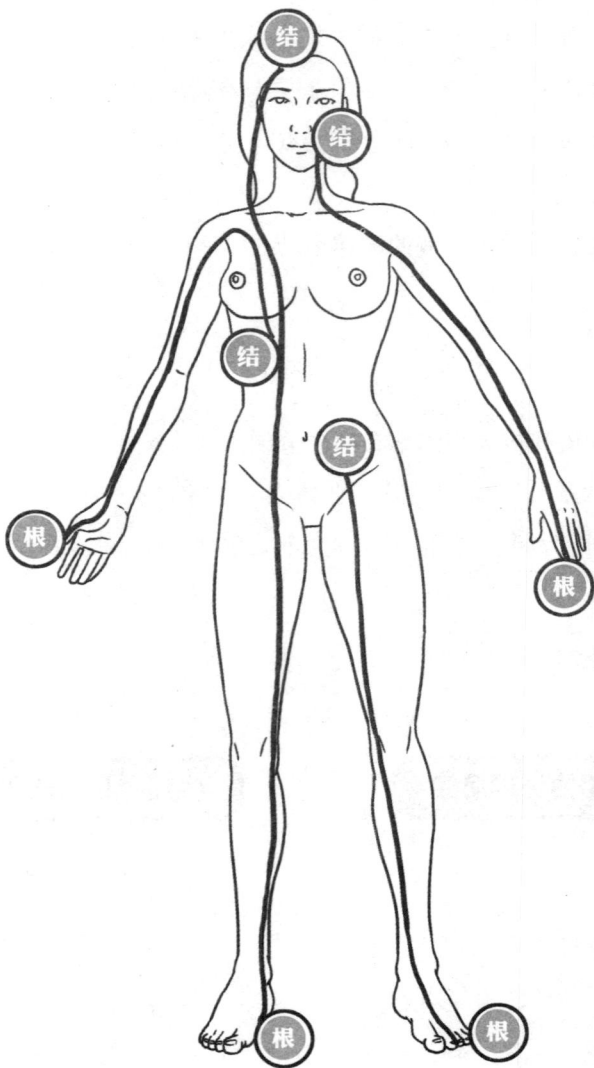

什么是标本

标本是指经脉腧穴分布的特殊部位，反映出经脉腧穴特定的上下对应关系。上为标，下为本。

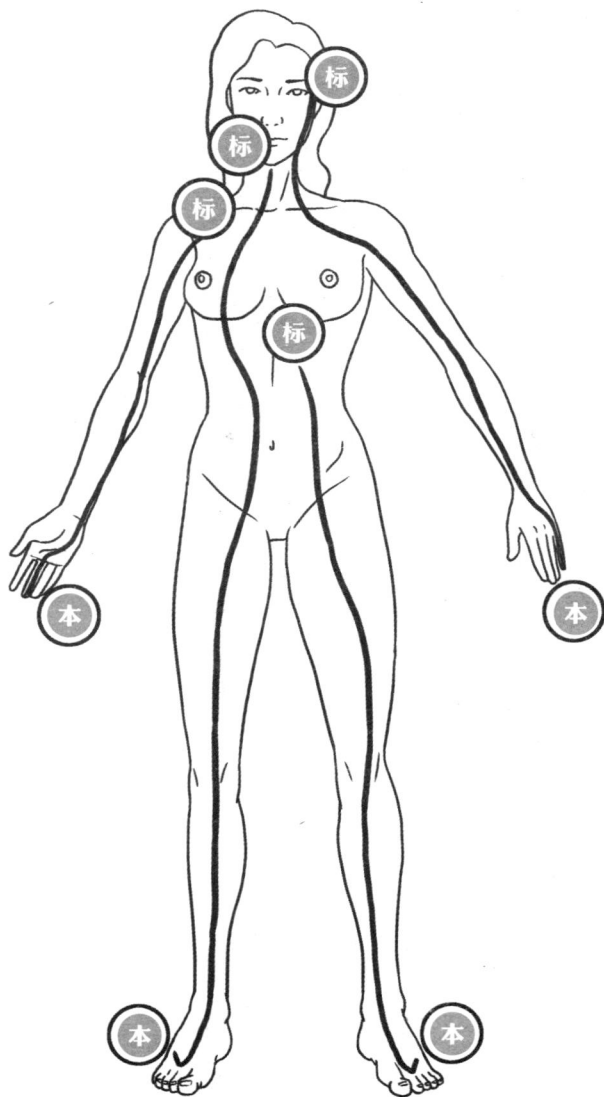

什么是气街

头、胸、腹、胫部的经气聚集循行的通路就是气街。

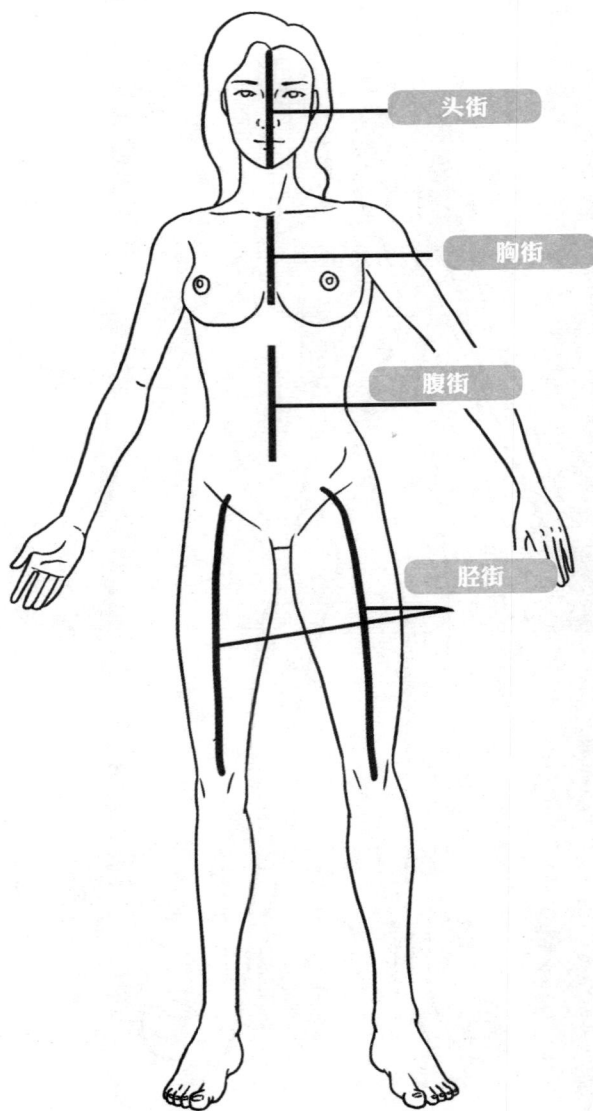

头街

胸街

腹街

胫街

什么是四海

四海，即髓海、血海、气海、水谷之海的总称，为人体气血精髓等精微物质汇聚之所。

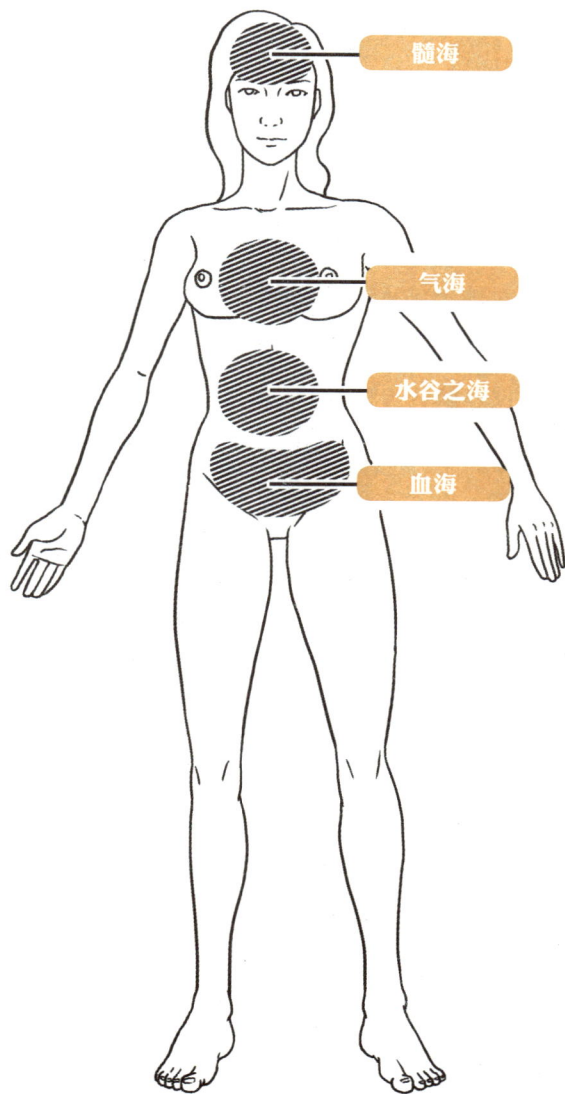

髓海

气海

水谷之海

血海

第二章
找准腧穴是针灸的核心——腧穴的奥秘

腧穴的概念和发展

远古时代，当人体某一部位或脏器发生疾病时，在病痛局部砭刺、叩击、按摩、针刺、火灸，发现可减轻或消除病痛。这种"以痛为输"所认识的腧穴既无定位，又无定名，是认识腧穴的最初阶段。

其后，当人们对体表施术部位及其治疗作用的了解逐步深入，积累了较多的经验时，发现有些腧穴有确定的位置和主治的病证，并给以位置的描述和命名。这是腧穴发展的第二阶段，即定位、定名阶段。

随着对经络以及腧穴主治作用认识的不断深化，古代医家对腧穴的主治作用进行了归类，并与经络相联系，说明腧穴不是体表孤立的，而是与经络脏腑相通的。通过不断总结、分析归纳，逐步将腧穴分别归属各经。这是腧穴发展的成熟阶段，即定位、定名、归经阶段。

《内经》论及穴名约 160 个，并有腧穴归经的记载。

晋代皇甫谧所著《针灸甲乙经》记载周身经穴名 349 个，除论述了腧穴的定位、主治、配伍、操作要领外，并对腧穴的排列顺序进行了整理，为腧穴学理论和临床应用做出了重要贡献。

北宋王惟一对腧穴重新进行了考订，撰写了《铜人腧穴针灸图经》，详载了 354 个穴名。

元代滑伯仁所著《十四经发挥》载经穴穴名亦为 345 个，并将全身经穴按循行顺序排列，称"十四经穴"。

明代杨继洲的《针灸大成》记载经穴穴名 359 个，并列举了辨证选穴的范例，充实了针灸辨证施治的内容。

清代李学川的《针灸逢源》定经穴穴名 361 个，并延续至今。

腧穴的分类

1.十四经穴

指具有固定的名称和位置，且属于十二经和任脉、督脉的腧穴。这类腧穴具有主治本经和所属脏腑病证的共同作用，因此，归纳于十四经脉系统中，简称"经穴"。

2.奇穴

指既有一定的名称，又有明确的位置，但尚未归入或不便归入十四经系统的腧穴。这类腧穴的主治范围比较单纯，多数对某些病证有特殊疗效，因而未归入十四经系统，故又称"经外奇穴"。

3.阿是穴

指既无固定名称，亦无固定位置，而是以压痛点或其他反应点作为针灸施术部位的一类腧穴，又称"天应穴""不定穴""压痛点"等。唐代孙思邈的《备急千金要方》载："有阿是之法，言人有病痛，即令捏其上，若里当其处，不问孔穴，即得便快或痛处，即云阿是，灸刺皆验，故曰阿是穴也。"

有趣的腧穴命名

《千金翼方》指出："凡诸孔穴，名不徒设，皆有深意。"

1.根据所在部位命名

即根据腧穴所在的人体解剖部位而命名，如腕旁的腕骨，乳下的乳根，面部颧骨下的颧髎，第7颈椎棘突下的大椎等。

2.根据治疗作用命名

即根据腧穴对某种病证的特殊治疗作用命名，如治目疾的睛明、光明，治水肿的水分、水道，治面瘫的牵正等。

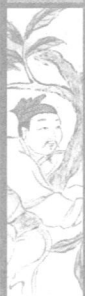

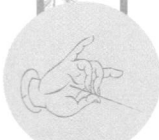

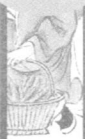

3. 利用天体地貌命名

即根据自然界的天体名称如日、月、星、辰等和地貌名称如山、陵、丘、墟、溪、谷、沟、泽、池、泉、海、渎等，结合腧穴所在部位的形态或气血流注的状况而命名，如日月、上星、太乙、承山、大陵、商丘、丘墟、太溪、合谷、水沟、曲泽、曲池、涌泉、小海、四渎等。

4. 参照动植物命名

即根据动植物的名称，以形容腧穴所在部位的形象而命名，如伏兔、鱼际、犊鼻、鹤顶、攒竹等。

5. 借助建筑物命名

即根据建筑物来形容某些腧穴所在部位的形态或作用特点而命名，如天井、印堂、巨阙、脑户、屋翳、膺窗、库房、地仓、气户、梁门等。

6. 结合中医学理论命名

即根据腧穴部位或治疗作用，结合阴阳、脏腑、经络、气血等中医学理论命名，如阴陵泉、阳陵泉、心俞、肝俞、三阴交、三阳络、百会、气海、血海、神堂、魄户等。

腧穴的主治特点

近治作用

指腧穴具有治疗其所在部位局部及邻近组织、器官的病证的作用。这是一切腧穴主治作用所具有的共同特点，是"穴位所在，主治所在"规律的体现。如眼区周围的睛明、承泣、攒竹、瞳子髎等经穴均能治疗眼疾。

远治作用

指腧穴具有治疗本经循行所及的、远隔部位的脏腑、组织、器官的病证的作用。十四经穴，尤其是十二经脉中位于四肢肘膝关节以下的腧穴，远治作用尤为突出。如合谷穴不仅能治疗手部的局部病证，还能治疗本经所过处的颈部和头面部病证，这是"经脉所过，主治所及"规律的反映。

特殊作用

指某些腧穴具有双向的良性调整作用和相对的特异治疗作用。所谓双向良性调整作用，是指同一腧穴对机体不同的病理状态，可以起到两种相反而有效的治疗作用。如腹泻时针刺天枢穴可止泻，便秘时针天枢穴可以通便。

腧穴的主治规律

分经主治规律

分经主治，是指同一经脉所属的经穴均可治疗该经循行部位及其相应脏腑的病证。古代医籍在论述针灸治疗时，往往只选取有关经脉而不列举具体穴名，即"定经不定穴"。

如手太阴肺经的尺泽、孔最、列缺、鱼际，均可治疗咳嗽、气喘等肺系疾患，也说明穴位有分经主治规律。

分部主治规律

分部主治是指处于身体某一部位的腧穴均可治疗该部位及某类病证。表明腧穴的分部主治与腧穴的位置特点相关。

如位于头面、颈项部的腧穴，以治疗头面五官及颈项部病证为主，后头区及项区腧穴又可治疗神志病等。

如何找到腧穴

腧穴的定位方法有两种：

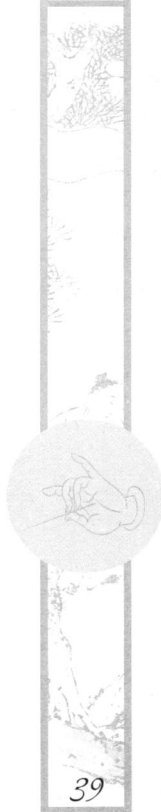

1. 骨度分寸定位法

指以体表骨节为主要标志,将两骨节之间的长度折量为一定的分寸,用以确定腧穴位置的方法。不论男女、老少、高矮、胖瘦,均可按一定的骨度分寸在其自身测量。现采用的骨度分寸是以《灵枢·骨度》所规定的人体各部的分寸为基础,结合历代医家创用的折量分寸而确定的。

常用的骨度分寸表

部位	起止点	折量寸	度量法	说明
头部	前发际正中至后发际正中	12	直寸	用于确定头部腧穴的纵向距离
	眉间(印堂)至前发际正中	3	直寸	用于确定前或后发际及其头部腧穴的纵向距离
	第7颈椎棘突下(大椎)至后发际正中	3	直寸	
	前两额发角(头维)之间	9	横寸	用于确定头前部腧穴的横向距离
	眉间(印堂)至大椎	18	直寸	
	耳后两乳突(完骨)之间	9	横寸	用于确定头后部腧穴的横向距离
胸腹胁部	胸骨上窝(天突)至胸剑联合中点(歧骨)	9	直寸	用于确定胸部任脉腧穴的纵向距离
	胸剑联合中点(歧骨)至脐中	8	直寸	用于确定上腹部腧穴的纵向距离
	脐中至耻骨联合上缘(曲骨)	5		用于确定下腹部腧穴的纵向距离
	两肩胛骨喙突内侧缘之间	12	横寸	用于确定胸部腧穴的横向距离
	两乳头之间	8	横寸	用于确定胸腹部腧穴的横向距离
背腰部	肩胛骨内侧缘至后正中线	3	横寸	用于确定背腰部腧穴的横向距离
	肩峰缘至后正中线之间	8	横寸	用于确定肩背部腧穴的横向距离
上肢部	腋前、后纹头至肘横纹(平尺骨鹰嘴)	9	直寸	用于确定上臂部腧穴的纵向距离

部位	起止点	折量寸	度量法	说明
上肢部	肘横纹（平尺骨鹰嘴）至腕掌（背）侧远端横纹	12	直寸	用于确定前臂部腧穴的纵向距离
下肢部	耻骨联合上缘至股骨内上髁上缘	18	直寸	用于确定下肢内侧足三阴经腧穴的纵向距离
	胫骨内侧髁下缘至内踝尖	13		
	股骨大转子至腘横纹	19		用于确定下肢外后侧足三阳经腧穴的纵向距离
	腘横纹（平髌尖）至外踝尖	16		

腋前、后纹头至肘横纹为 9 寸；肘横纹至腕掌（背）侧远端横纹为 12 寸。

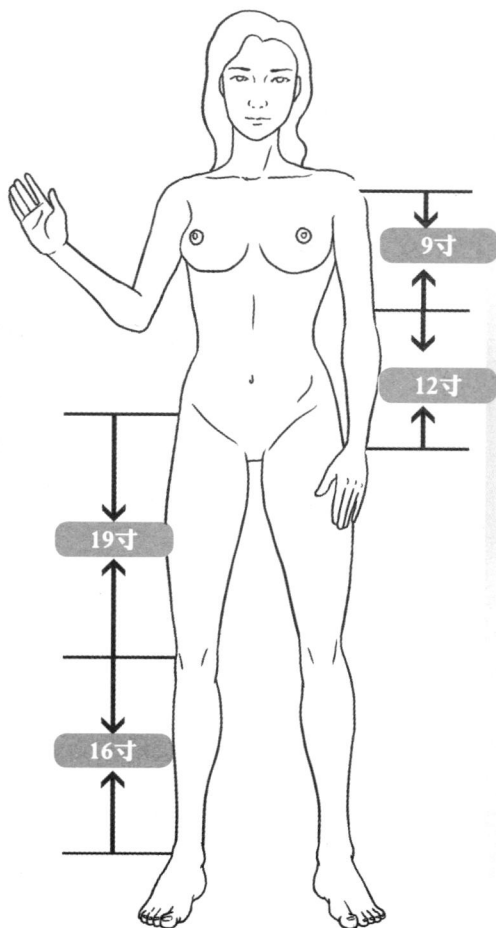

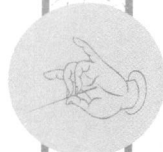

9寸

12寸

19寸

16寸

中医启蒙丛书

第二章 找准腧穴是针灸的核心 腧穴的奥秘

2. 手指同身寸定位法

依据被取穴者本人手指为尺寸折量标准来量取腧穴的定位方法，又称"指寸法"。常用的手指同身寸有以下3种。

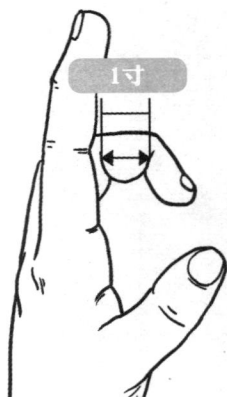

中指同身寸：以被取穴者手中指中节桡侧两端纹头（拇指、中指屈曲成环形）之间的距离作为1寸。

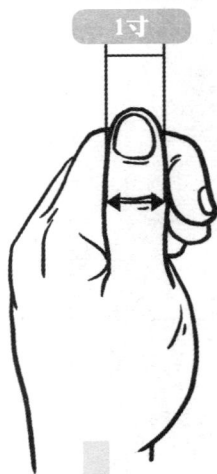

拇指同身寸：以被取穴者拇指的指间关节的宽度作为1寸。

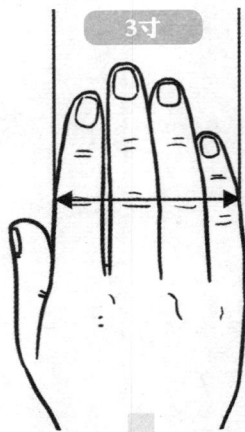

横指同身寸：被取穴者手食指、中指、无名指和小指并拢，以中指中节横纹为标准，其4指的宽度作为3寸。

第三章
特定穴——攻克针灸的难点

特定穴是指十四经穴中具有某种特殊性质和特殊治疗作用，并有特定称谓的腧穴。因分布、特性和作用的不同，特定穴各有不同含义和命名。特定穴的临床应用范围较广，在选穴配伍上也有一定的特点。

什么五输穴

五输穴在临床上的应用非常广泛，是远部选穴的主要腧穴。五输穴是十二经穴中井、荥、输、经、合5类特定腧穴位的简称。这些腧穴均分布在四肢肘、膝关节以下的部位，其分布特点是以四肢末端依次按井、荥、输、经、合的次序向肘膝方向排列。十二经脉中每条经脉有5个腧穴属于五输穴，故人体共有60个五输穴。五输穴不仅有经脉归属，而且具有自身的五行属性。按照"阴井木""阳井金"的规律进行相配。

阴、阳经五输穴及五行配属

经脉	井（木）	荥（火）	输（土）	经（金）	合（水）	经脉	井（金）	荥（水）	输（木）	经（火）	合（土）
肺经	少商	鱼际	太渊	经渠	尺泽	大肠经	商阳	二间	三间	阳溪	曲池
心包经	中冲	劳宫	大陵	间使	曲泽	三焦经	关冲	液门	中渚	支沟	天井
心经	少冲	少府	神门	灵道	少海	小肠经	少泽	前谷	后溪	阳谷	小海
脾经	隐白	大都	太白	商丘	阴陵泉	胃经	厉兑	内庭	陷谷	解溪	足三里
肝经	大敦	行间	太冲	中封	曲泉	胆经	足窍阴	侠溪	足临泣	阳辅	阳陵泉
肾经	涌泉	然谷	太溪	复溜	阴谷	膀胱经	至阴	足通谷	束骨	昆仑	委中

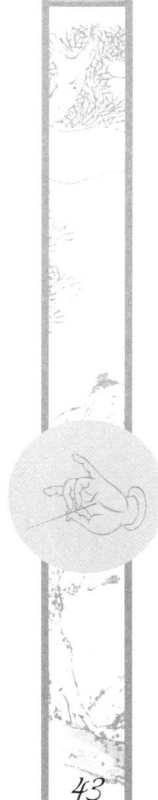

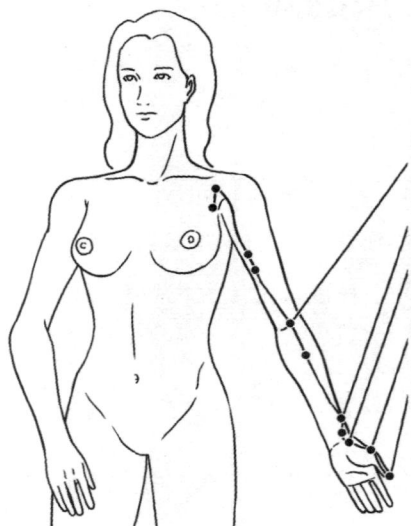

尺泽：合

经渠：经

太渊：输

鱼际：荥

少商：井

　　手太阴肺经的五输穴：少商、鱼际、太渊、经渠、尺泽。

　　手阳明大肠经的五输穴：商阳、二间、三间、阳溪、曲池。

曲池：合

阳溪：经

三间：输

二间：荥

商阳：井

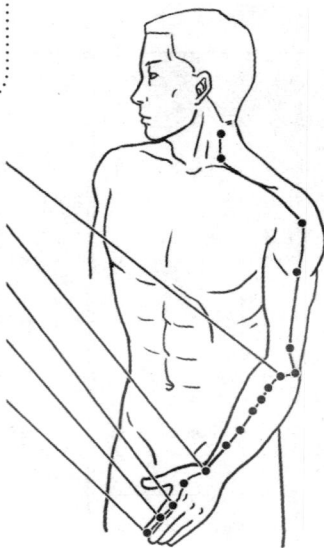

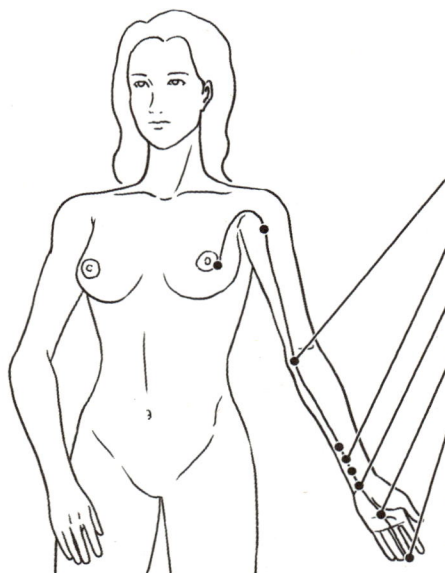

曲泽：合

间使：经

大陵：输

劳宫：荥

中冲：井

手厥阴心包经的五输穴：中冲、劳宫、大陵、间使、曲泽。

手少阳三焦经的五输穴：关冲、液门、中渚、支沟、天井。

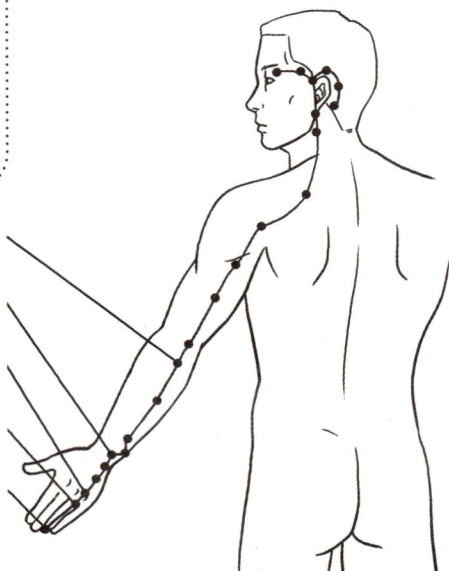

天井：合

支沟：经

中渚：输

液门：荥

关冲：井

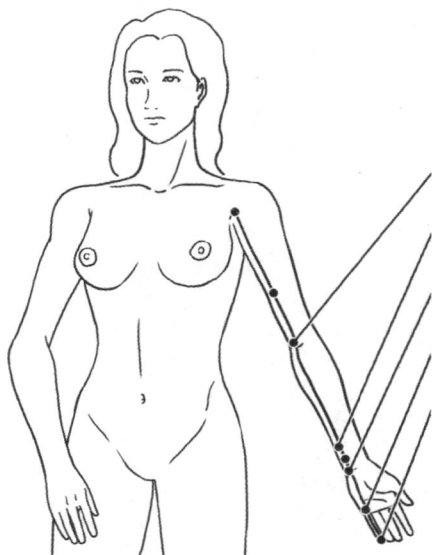

少海：合

灵道：经

神门：输

少府：荥

少冲：井

手少阴心经的五输穴：少冲、少府、神门、灵道、少海。

手太阳小肠经的五输穴：少泽、前谷、后溪、阳谷、小海。

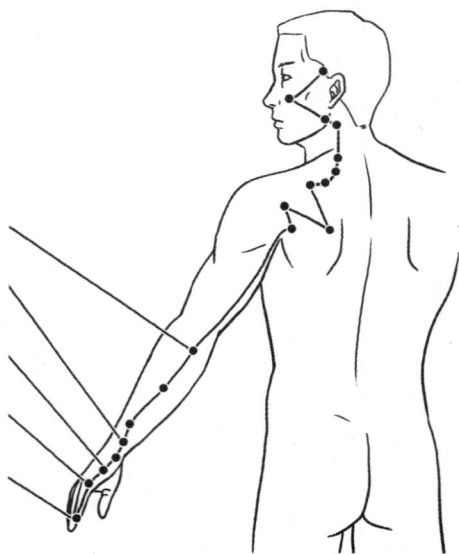

小海：合

阳谷：经

后溪：输

前谷：荥

少泽：井

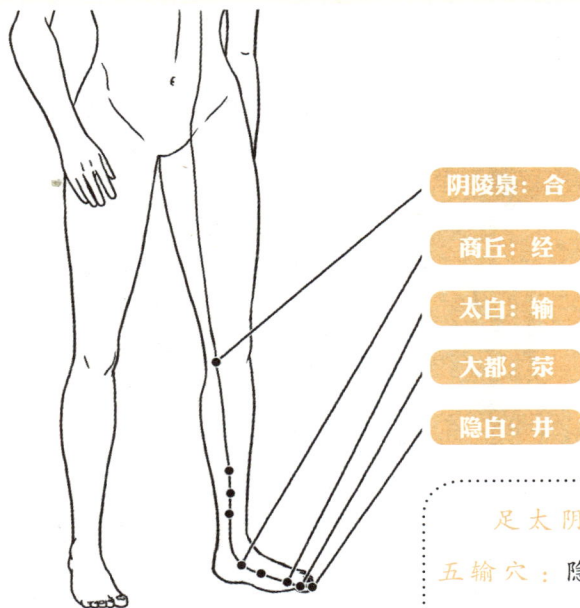

阴陵泉：合

商丘：经

太白：输

大都：荥

隐白：井

足太阴脾经的五输穴：隐白、大都、太白、商丘、阴陵泉。

足阳明胃经的五输穴：厉兑、内庭、陷谷、解溪、足三里。

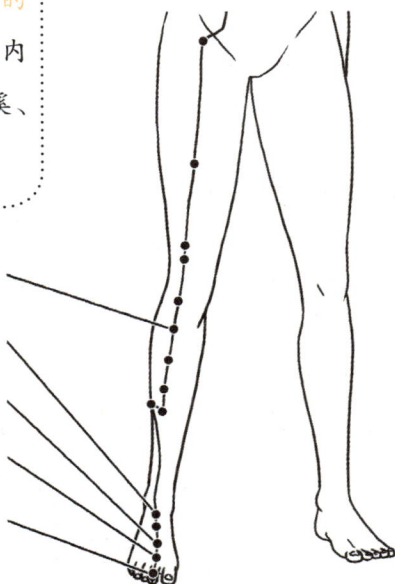

足三里：合

解溪：经

陷谷：输

内庭：荥

厉兑：井

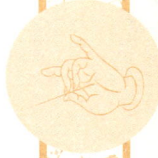

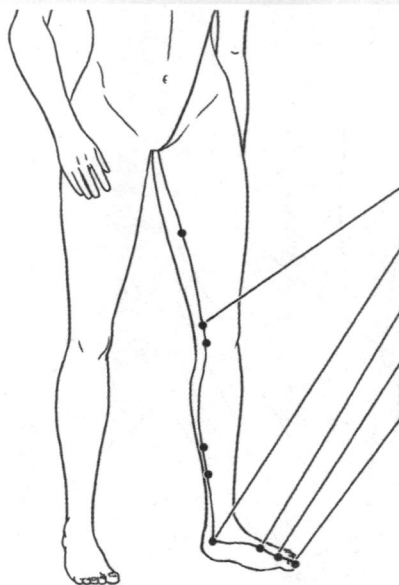

曲泉：合

中封：经

太冲：输

行间：荥

大敦：井

足厥阴肝经的五输穴：大敦、行间、太冲、中封、曲泉。

足少阳胆经的五输穴：足窍阴、侠溪、足临泣、阳辅、阳陵泉。

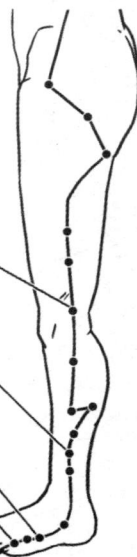

阳陵泉：合

阳辅：经

足临泣：输

侠溪：荥

足窍阴：井

阴谷：合

复溜：经

太溪：输

然谷：荥

涌泉：井

足少阴肾经的
五输穴：涌泉、然
谷、太溪、复溜、
阴谷。

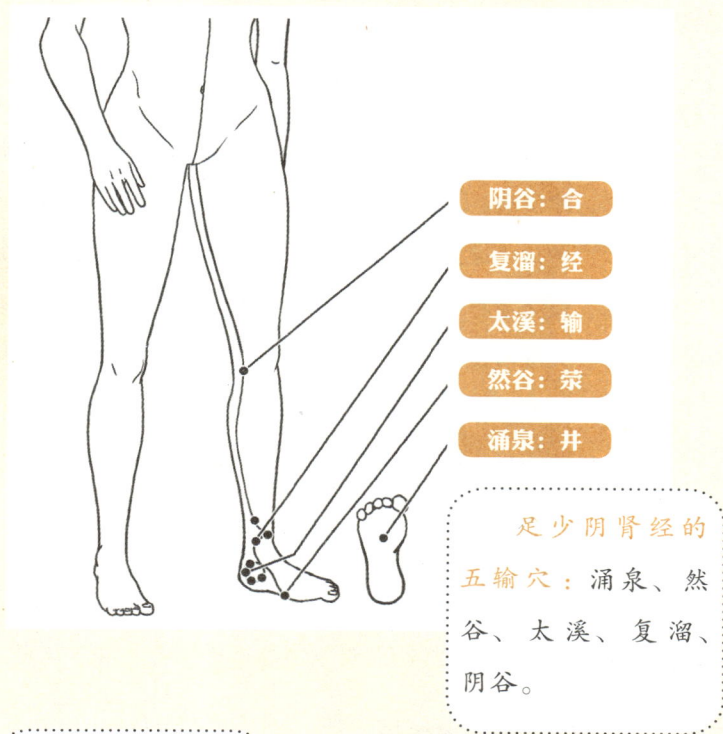

足太阳膀胱经
的五输穴：至阴、
足通谷、束骨、昆仑、
委中。

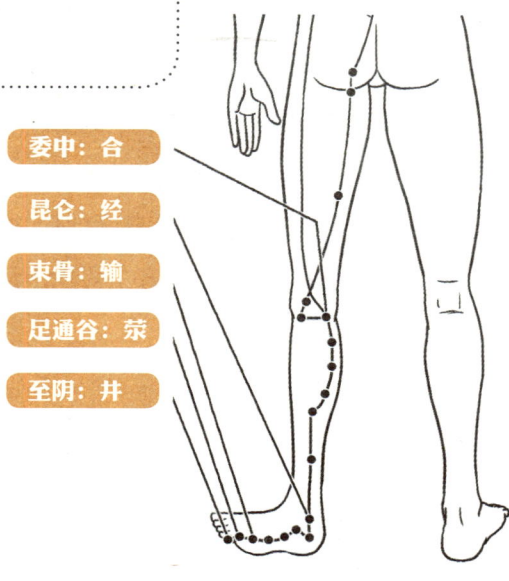

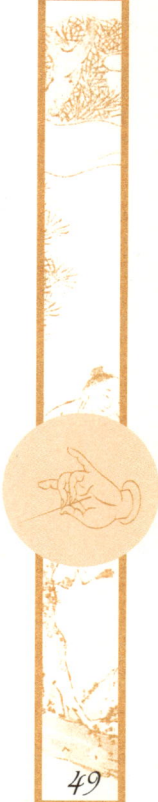

委中：合

昆仑：经

束骨：输

足通谷：荥

至阴：井

【学习提示】

五输穴穴歌

少商鱼际与太渊，经渠尺泽肺相联。商阳二三间合谷，阳溪曲池大肠牵。

历兑内庭陷谷胃，冲阳解溪三里连。隐白大都太白脾，商丘阴陵泉要知。

少冲少府属于心，神门灵道少海寻。少泽前谷后溪腕，阳谷小海小肠经。

至阴通谷束京骨，昆仑委中膀胱焉。涌泉然谷与太溪，复溜阴谷肾经传。

中冲劳宫心包络，大陵间使曲泽联。关冲液门中渚焦，阳池支沟天井言。

窍阴侠溪临泣胆，丘墟阳辅阳陵泉。大敦行间太冲看，中封曲泉属于肝。

五输穴有什么作用

根据古代文献和临床实际，五输穴的应用可归纳为以下几点：

1. 按五输穴的主病特点选用

《灵枢·邪气脏腑病形》曰："荥输治外经"，指出了荥穴和输穴主要治疗经脉循行所过部位的病证，这是与下合穴主要治疗内腑病证特点相对而言。《灵枢·顺气一日分为四时》云："病在脏者，取之井；病变于色者，取之荥；病时间时甚者，取之输；病变于音者，取之经；经满而血者，病在胃；及以饮食不节得病者，取之于合。"其后《难经·六十八难》又做了补充："井主心下满，荥主身热，输主体重节痛，经主喘咳寒热，合主逆气而泄。"综合近代临床的应用情况，井穴多用于急救，如点刺十二井穴可抢救昏迷；荥穴主要用于治疗热证，如胃火牙痛选胃经的荥穴内庭可清泻胃火。

2. 按五行生克关系选用

五输穴的五行属性与脏腑的五行属性相合，五行之间存在"生我""我生"的母子关系。因而，《难经·六十九难》提出"虚者补其母，实者泻其子"，即选取适当的五输穴治疗疾病的方法。这一取穴法亦称

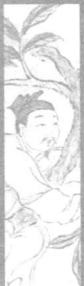

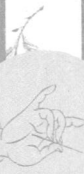

为子母补泻取穴法。它包括本经子母补泻和他经子母补泻两种取穴法。例如，肺在五行中属金，肺经的实证可取输穴中属水的合穴（尺泽）以泻之。因金生水，水为金之子，故取尺泽合"实则泻其子"之义。若治疗肺的虚证，则应按"虚者补其母"的方法取穴，土生金，土为金之母，故选取肺经五输穴中属土的穴位（大渊）以补之，这即是本经子母补泻取穴法。除本经子母补泻取穴法外，还有他经子母补泻取穴法。如肺经实证者，可取肾经的阴谷穴，肺属金，肾属水，取肾经是取其子经，再取其子经上属水的子穴阴谷；若肺经虚证者，可取脾经的太白穴，肺属金，脾属土，取脾经是取其母经，再取其母经上属土的母穴太白。这即是他经子母补泻取穴法。

3. 按时选用

天人相应是中医整体观念的重要内容，经脉的气血运行和流注也与季节和每日时辰的变化密切相关。《难经·七十四难》云："春刺井，夏刺荥，季夏刺俞，秋刺经，冬刺合。"这实质上是根据手足三阴经的五输穴均以井木为始，与一年的季节顺序相应而提出的季节选穴法。子午流注针法则是根据一日之中十二经脉气血盛衰开合的时间而选用不同的五输穴。

原穴、络穴是什么

原穴是脏腑原气输注和留止于十二经脉四肢部的腧穴，它与脏腑的原气有着密切的联系。《难经·六十六难》曰："三焦者，原气之别使也，主通行原气，经历于五脏六腑。"三焦为原气的别使，三焦之气导源于肾间动气，输布全身，调和内外，宣导上下，关系着脏腑气化功能，而原穴正是其流注的部位。《灵枢·九针十二原》指出："五脏六腑之有疾者，皆取其原也。"因此原穴可以治疗相关脏腑的疾病，也可协助诊断。

络穴是络脉由经脉别出部位的腧穴，也是表里两经联络之处。由于十二络脉具有加强十二经脉中表里经之间联系的作用，因此，络穴又可治疗表里两经的病证，除此之外，还有任脉络穴鸠尾、督脉络穴长强、

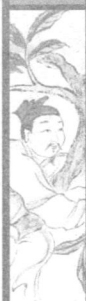

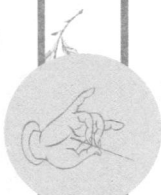

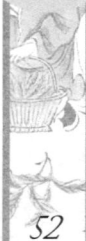

脾之大络大包穴，分别起沟通腹部、头部、胸部经气的作用。

　　临床上常把先病经脉的原穴和后病的表里经脉络穴相配合，称为原络配穴法，是表里经配穴法的典型实例。相表里脏腑经络同病，先病者为主，取本经原穴（主穴），后病者为客，取相表里经脉络穴（客穴），故"原络配穴"又称"主客原络配穴"，属表里配穴法的一种。如肺经先病，即先取其经的原穴太渊，大肠后病，再取其经的络穴偏历。反之，若大肠先病，即先取其经的原穴合谷，肺经后病，再取其经的络穴列缺。

人体十二经原穴、络穴表

经脉	原穴	络穴
手太阴肺经	太渊	列缺
手厥阴心包经	大陵	内关
手少阴心经	神门	通里
足太阴脾经	太白	公孙
足厥阴肝经	太冲	蠡沟
足少阴肾经	太溪	大钟
手阳明大肠经	合谷	偏历
手少阳三焦经	阳池	外关
手太阳小肠经	腕骨	支正
足阳明胃经	冲阳	丰隆
足少阳胆经	丘墟	光明
足太阳膀胱经	京骨	飞扬

【学习提示】

原穴穴歌

胆出丘墟肝太冲，小肠腕骨是原中，
心出神门原内过，胃原冲阳气可通，
脾出太白肠合谷，肺原本出太渊同，
膀胱京骨阳池焦，肾出太溪包大陵。

络穴穴歌

肺经列缺胃丰隆，通里心经肾大钟，
支正小肠大偏历，内关包肝蠡沟逢，
飞扬膀胱三焦外，胆是光明别络崇，
督脉长强任鸠尾，公孙脾络大包同。

郄穴是什么

"郄"是空隙的意思，郄穴是十二经脉和奇经八脉中的阴跷、阳跷、阴维、阳维四脉之经气深聚的部位。

郄穴是治疗本经和相应脏腑病证的重要穴位，尤其在治疗急症方面有独特的疗效。如肺病咳血，取肺经郄穴孔最；急性胃脘痛，取胃经郄穴梁丘等。另外，脏腑疾患也可在相应的郄穴上出现疼痛或压痛，有助于诊断。

十六经郄穴表

经脉	郄穴
手太阴肺经	孔最
手厥阴心包经	郄门
手少阴心经	阴郄
足太阴脾经	地机
足厥阴肝经	中都
足少阴肾经	水泉
阴维脉	筑宾
阴跷脉	交信
手阳明大肠经	温溜
手少阳三焦经	会宗
手太阳小肠经	养老
足阳明胃经	梁丘
足少阳胆经	外丘
足太阳膀胱经	金门
阳维脉	阳交
阳跷脉	跗阳

【学习提示】

郄穴穴歌

郄穴孔隙义，本是气血集，病症反应点，临床能救急，

肺向孔最取，大肠温溜别，胃经是梁丘，脾主地机宜，

心经取阴郄，小肠养老名，膀胱求金门，肾向水泉觅，

心包郄门寻，三焦会宗居，胆经外丘必，肝经中都立，

阳维系阳交，阴维筑宾取，阳跷走跗阳，阴跷交信必。

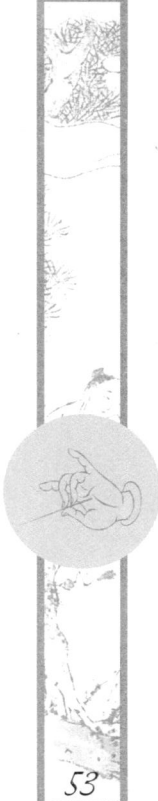

中医启蒙丛书

零起点学 针灸

手太阴肺经的原穴、络穴、郄穴分别是：太渊、列缺、孔最。

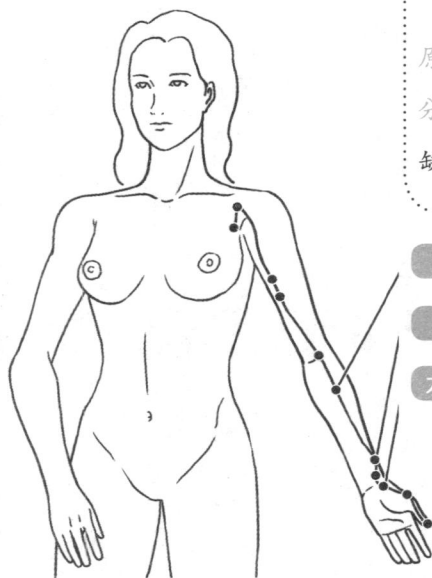

孔最：郄

列缺：络

太渊：原（输）

手阳明大肠经的原穴、络穴、郄穴分别是：合谷、偏历、温溜。

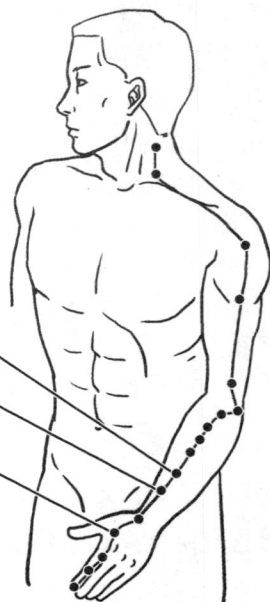

温溜：郄

偏历：络

合谷：原

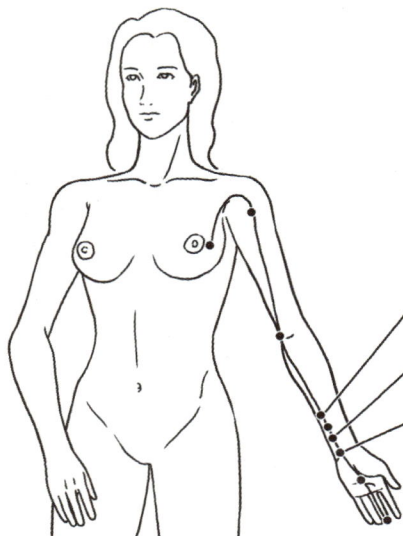

手厥阴心包经的原穴、络穴、郄穴分别是：大陵、内关、郄门。

郄门：郄

内关：络

大陵：原（输）

手少阳三焦经的原穴、络穴、郄穴分别是：阳池、外关、会宗。

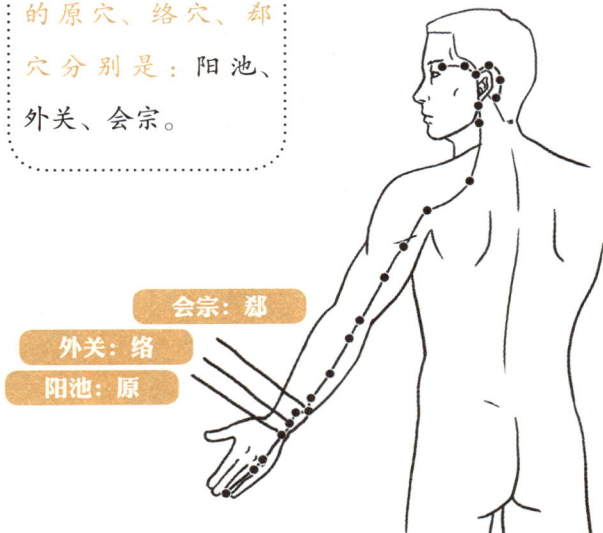

会宗：郄

外关：络

阳池：原

手少阴心经的原穴、络穴、郄穴分别是：神门、通里、阴郄。

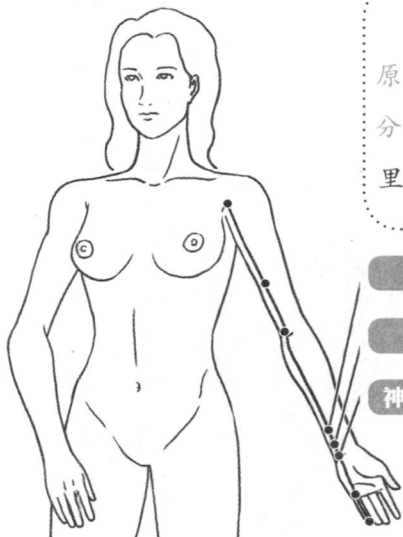

通里：络

阴郄：郄

神门：原（输）

手太阳小肠经的原穴、络穴、郄穴分别是：腕骨、支正、养老。

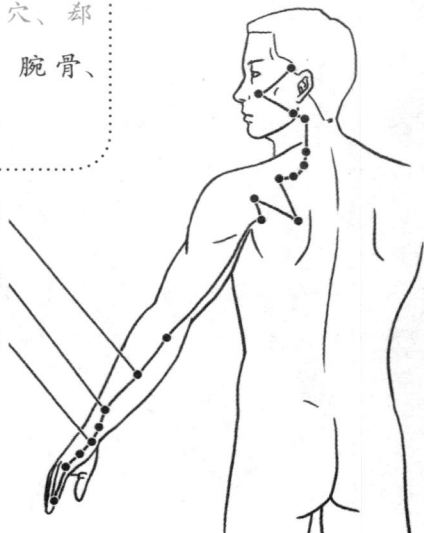

支正：络

养老：郄

腕骨：原

足厥阴肝经的原穴、络穴、郄穴分别是：太冲、蠡沟、中都。

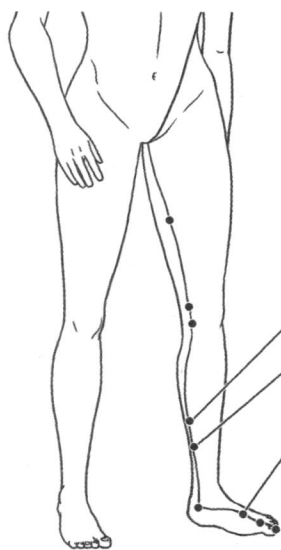

中都：郄

蠡沟：络

太冲：原（输）

足太阳膀胱经的原穴、络穴、郄穴分别是：京骨、飞扬、金门。

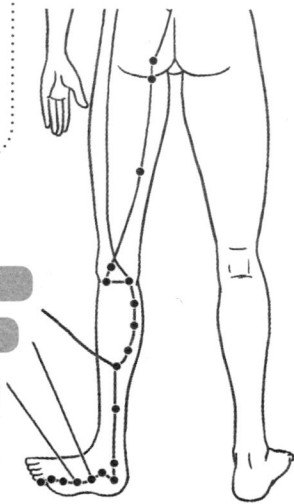

飞扬：络

金门：郄

京骨：原

足少阴肾经的原穴、络穴、郄穴分别是：太溪、大钟、水泉。

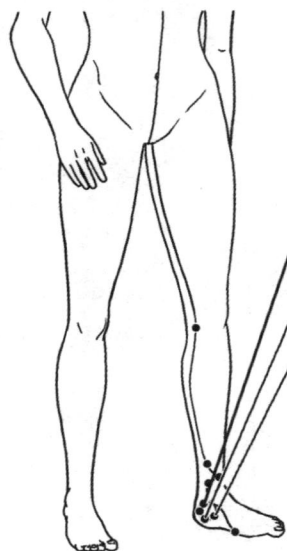

太溪：原（输）

水泉：郄

大钟：络

足阳明胃经的原穴、络穴、郄穴分别是：冲阳、丰隆、梁丘。

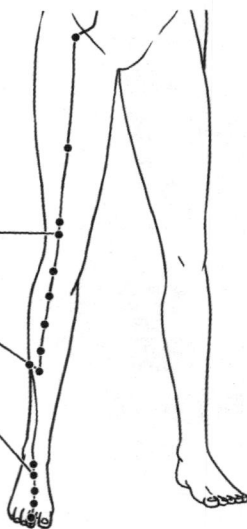

梁丘：郄

丰隆：络

冲阳：原

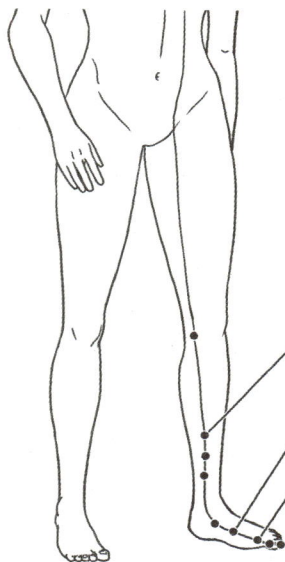

足太阴脾经的原穴、络穴、郄穴分别是：太白、公孙、地机。

地机：郄

公孙：络

太白：原（输）

足少阳胆经的原穴、络穴、郄穴分别是：丘墟、光明、外丘。

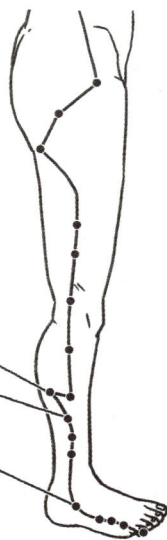

外丘：郄

光明：络

丘墟：原

下合穴是什么

下合穴是六腑之气下合于足三阳经的腧穴，又称六腑下合穴。

下合穴主要用于治疗六腑疾病。《灵枢·邪气脏腑病形》指出"合治内腑"的理论，概括了下合穴的主治特点。胃、胆、膀胱三腑的下合穴与本经五输穴中的合穴同名同位，即足三里、阳陵泉、委中；大肠、小肠、三焦三腑的下合穴与本经五输穴中的合穴不同名不同位，即上巨虚、下巨虚、委阳。临床上，与六腑相关病证的治疗均可选用各自相应的下合穴治疗。如大肠合于巨虚上廉，治疗大肠病证可取上巨虚，胆合于阳陵泉，治疗胆的病证可取阳陵泉。

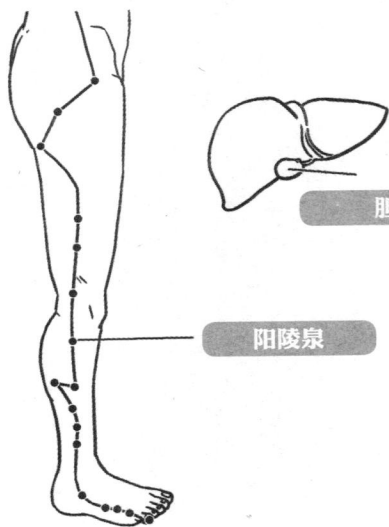

> 阳陵泉是胆经的下合穴。

胆

阳陵泉

> 委中是膀胱经的下合穴；委阳是三焦经的下合穴。

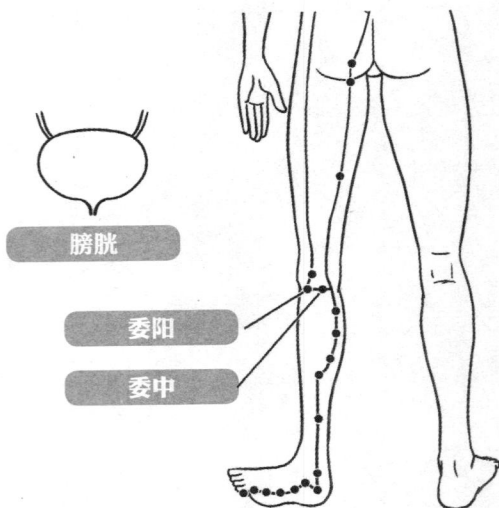

膀胱

委阳

委中

足三里是胃经
的下合穴；上巨虚
是大肠经的下合穴；
下巨虚是小肠经的
下合穴。

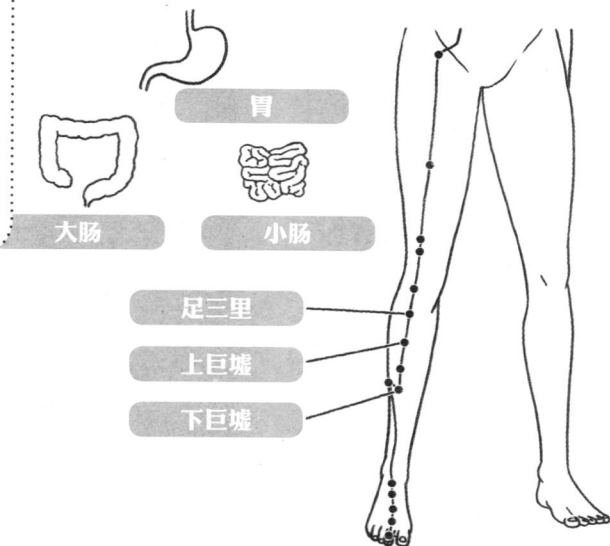

胃

大肠　小肠

足三里

上巨墟

下巨墟

【学习提示】

下合穴穴歌

大肠下合上巨虚，小肠下合下巨虚，膀胱委中胆阳陵，三焦委阳胃三里。

背俞穴、募穴是什么

　　俞募穴是俞穴和募穴的合称。背俞穴是脏腑之气输注于背腰部的腧穴，又称"俞穴"，均位于背腰部的膀胱经第1侧线上。募穴是脏腑之气汇聚于胸腹部的腧穴，均位于胸腹部，故又称"腹募穴"。

　　由于背俞穴和募穴都是脏腑之气输注和汇聚的部位，在分布上大致与对应的脏腑所在部位的上下排列相近，因此，主要用于治疗相关脏腑的病变。如肺热咳嗽，可泻肺之背俞穴肺俞；寒邪犯胃出现的胃痛，可灸胃之募穴中脘。背俞穴和募穴还可用于治疗与对应脏腑经络相联属的组织器官疾患，如肝开窍于目，主筋，目疾、筋病可选肝俞；肾开窍于耳，耳疾可选肾俞。俞为阳，是阴病行阳的重要处所；募为阴，是阳病行阴的重要处所。

脏腑	背俞穴	募穴
肺	肺俞	中府
心包	厥阴俞	膻中
心	心俞	巨阙
脾	脾俞	章门
肝	肝俞	期门
肾	肾俞	京门
大肠	大肠俞	天枢
三焦	三焦俞	石门
小肠	小肠俞	关元
胃	胃俞	中脘
胆	胆俞	日月
膀胱	膀胱俞	中极

【学习提示】

俞穴穴歌

胸三肺俞厥阴四，心五肝九胆十临，十一脾俞十二胃，

腰一三焦腰二肾，腰四骶一大小肠，膀胱骶二椎外寻。

募穴穴歌

大肠天枢肺中府，小肠关元心巨阙，膀胱中极肾京门，

肝募期门胆日月，胃中脘兮脾章门，包膻三焦石门穴。

《灵枢·卫气》载："请言气街，……气在胸者，止之膺与背腧。气在腹者，止之背腧，与冲脉于脐左右之动脉者。"脏腑之气可以通过气街与各自俞募穴保持密切关系。当某一脏腑发生病变时，常在其相应的俞募穴处出现疼痛或过敏等病理性反应。因此，临床上可通过观察、触扣俞募穴处的异常变化，来诊断相应脏腑疾病，又可利用针刺、艾灸作用于俞募穴治疗相应脏腑疾病。俞穴和募穴常配伍运用。《素问·奇病论篇》载："口苦者……此人者数谋虑不决，故胆虚，气上逆而口为之若。治之以胆募俞。"即是俞募穴配伍运用的例子。俞穴和募穴主

治作用各有一定特点，一般而言，脏病、虚证多取俞穴；腑病、实证多取募穴。例如，五脏虚损，取相应背俞穴以补之；六腑实满，取相应腹募穴以泻之。此外，俞募穴单穴独用还可治疗与脏腑经络相联属的组织器官的病证，如取肝俞治疗目疾，取肾俞治疗耳疾等，均为临床所常用。

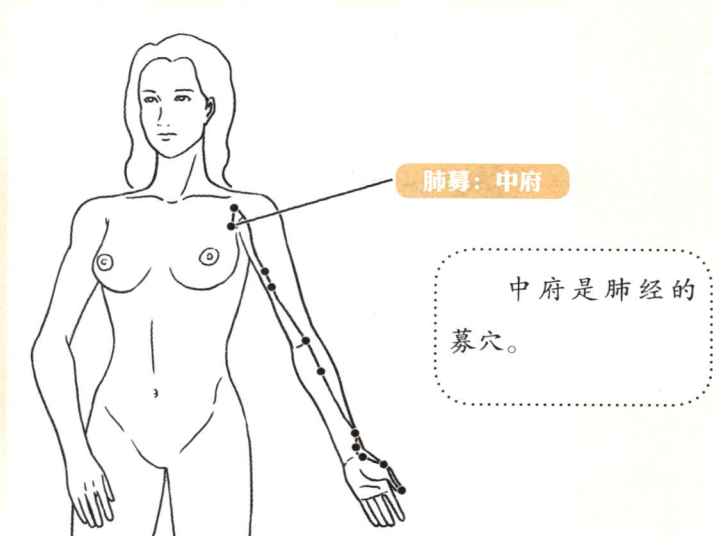

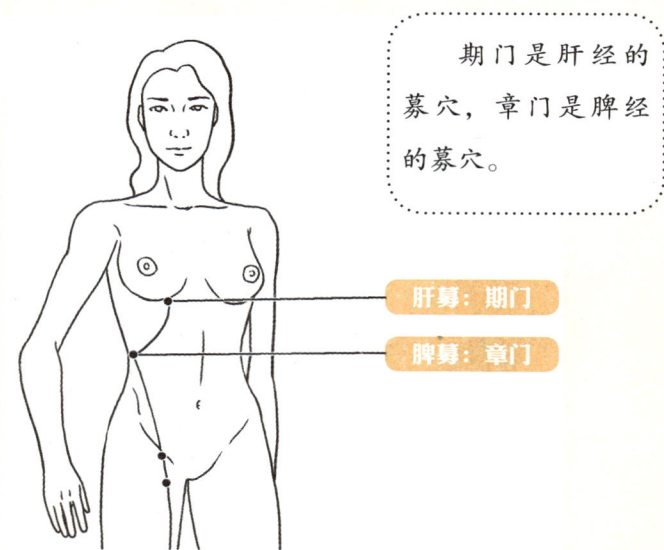

肺募：中府

中府是肺经的募穴。

期门是肝经的募穴，章门是脾经的募穴。

肝募：期门

脾募：章门

日月是胆经的募穴，京门是肾经的募穴。

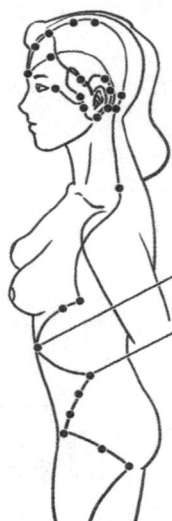

胆募：日月

肾募：京门

天枢是大肠经的募穴。

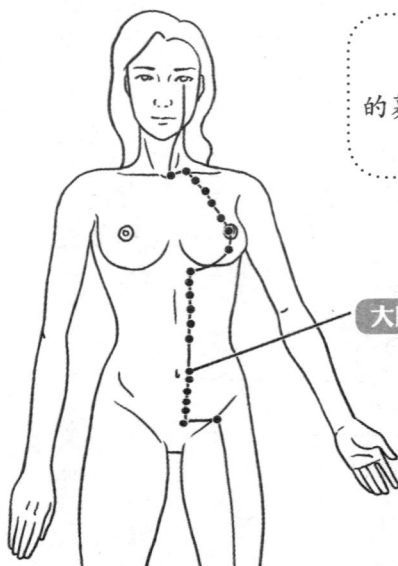

大肠募：天枢

任脉上有6个募穴：巨阙、膻中、中脘、石门、关元、中极。

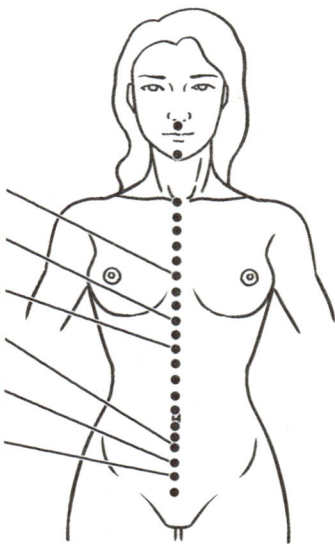

心包募：膻中

心募：巨阙

胃募：中脘

三焦募：石门

小肠募：关元

膀胱募：中极

脏腑之气输注于背腰部的腧穴，称为"俞穴"，又称"背俞穴"。俞穴均分布在背腰部膀胱经第1侧线上，大体依脏腑位置而上下排列，分别冠以脏腑之名，共12个穴位。

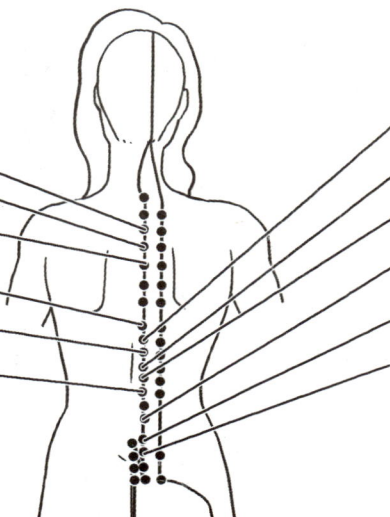

肺俞

厥阴俞

心俞

肝俞

脾俞

肾俞

胆俞

胃俞

三焦俞

大肠俞

小肠俞

膀胱俞

八会穴的作用是什么

八会穴是指脏、腑、气、血、筋、脉、骨、髓之精气所聚会的 8 个腧穴。八会穴即脏会章门，腑会中脘，气会膻中，血会膈俞，筋会阳陵泉，脉会太渊，骨会大杼，髓会绝骨。这 8 个腧穴虽分属于不同经脉，但均对各自相应的脏、腑、气、血、筋、脉、骨、髓相关的病证有特殊的治疗作用，临床上常把其作为治疗这些病证的主要穴位。如六腑之病，可取腑之会穴中脘；血证，可取血之会穴膈俞；筋病，可取筋之会穴阳陵泉；脉病，可取脉之会穴太渊等。《难经·四十五难》曰："热病在内者，取其会之气穴也。"提示八会穴还可以治疗某些热病。

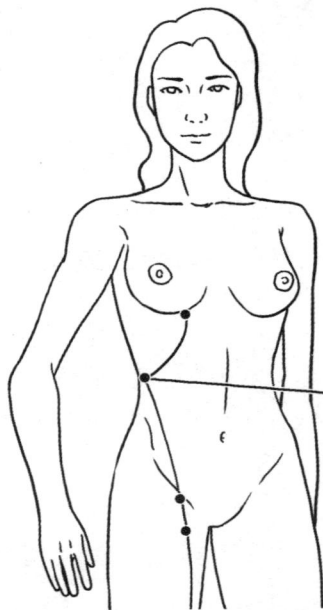

肝经的八会穴：脏会章门。

脏会：章门

气会：膻中

腑会：中脘

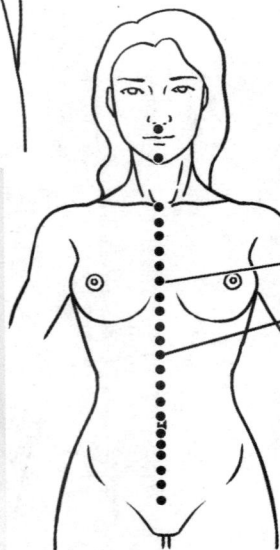

任脉的八会穴：气会膻中，腑会中脘。

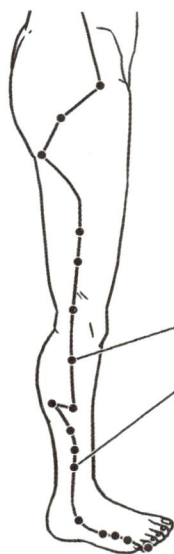

胆经的八会穴：
筋会阳陵泉，髓会绝骨。

筋会：阳陵泉
髓会：绝骨（悬钟）

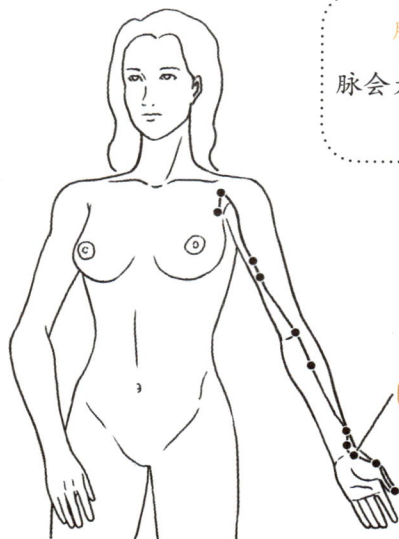

肺经的八会穴：
脉会太渊。

脉会：太渊

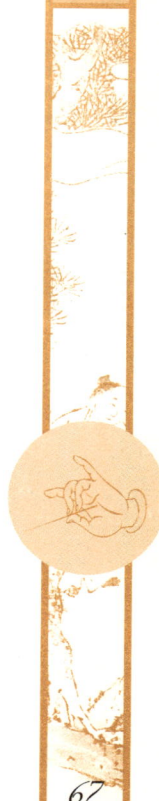

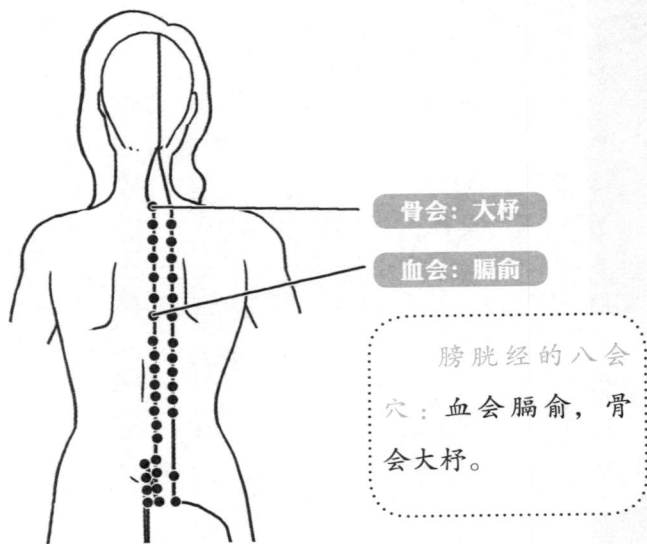

骨会：大杼

血会：膈俞

膀胱经的八会穴：血会膈俞，骨会大杼。

【学习提示】

八会穴穴歌

腑会中脘脏章门，髓会绝骨筋阳陵，骨会大杼血膈俞，气膻中分脉太渊。

八脉交会穴的作用是什么

八脉交会穴是奇经八脉与十二经脉之气相交会的 8 个腧穴，又称"交经八穴"。八脉交会穴分别与相应的奇经八脉经气相通。《医学入门》曰："周身三百六十穴，统于手足六十六穴，六十六穴又统于八穴。"这里的"八穴"就是指八脉交会穴。

临床上八脉交会穴具有主治奇经病证的作用。临床应用时，可以单独治疗各自相通的奇经病证。如脊柱强痛、角弓反张等督脉病证，可取通于督脉的后溪穴；胸腹气逆而拘急的冲脉病证，可取通于冲脉的公孙穴。同时按一定的原则两穴配伍，可以治疗脉相合部位病证。如公孙通冲脉，内关通阴维脉，两穴配伍可治疗冲脉、阴维脉相合部位（心、胸、胃部）病证；后溪通督脉，申脉通阳跷脉，两穴配合可以治疗督脉、阳跷脉相合部位（目内眦、颈项、身、肩部）病证，属于上下配穴法的范畴。

八脉交会穴是古人在临床实践中总结出的可治疗奇经八脉病证的 8 个腧穴，认为这 8 个腧穴分别与相应的奇经八脉经气相通。公孙是冲脉和脾经的交会穴，胸腹气逆而拘急的冲脉病证，可取通于冲脉的公孙穴。

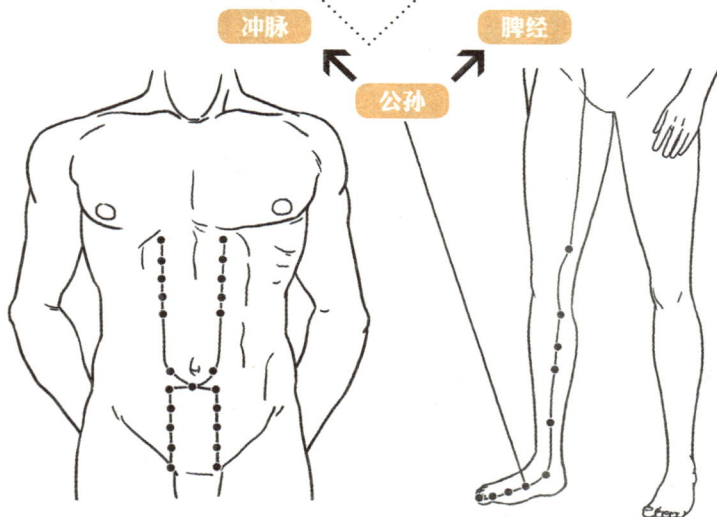

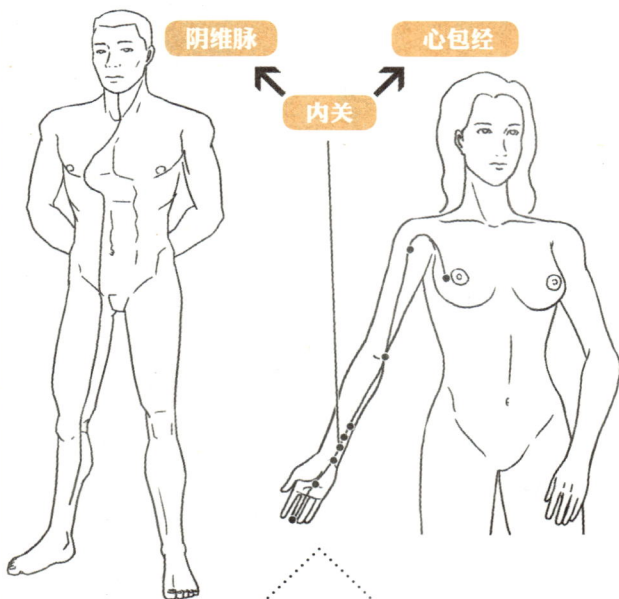

冲脉　　脾经

公孙

阴维脉　　心包经

内关

内关是阴维脉与心包经的交会穴，按一定的原则两穴配伍，可以治疗脉相合部位病证。如公孙通冲脉，内关通阴维脉。

阳维脉　三焦经

外关

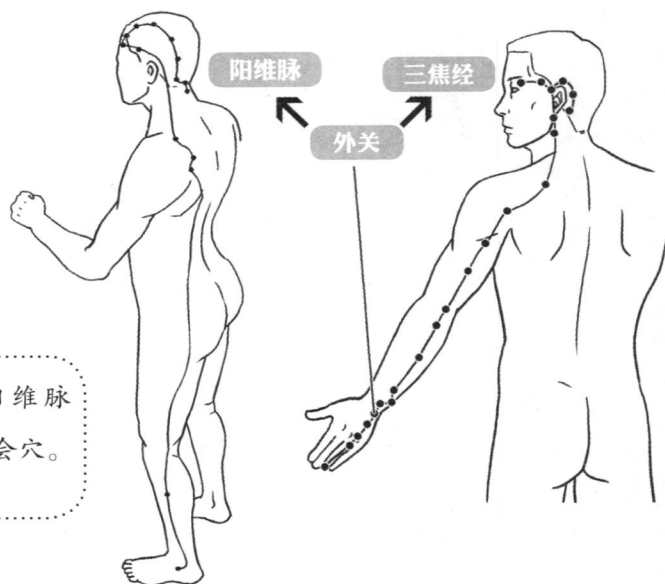

外关是阳维脉
与三焦经的交会穴。

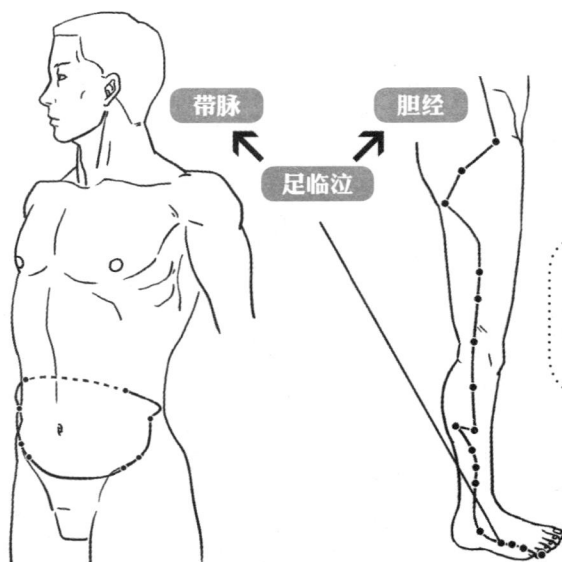

带脉　胆经

足临泣

足临泣是胆经
与带脉的交会穴。

交会穴具有治疗交会经脉疾病的特点。临床上常选用交会穴治疗多经病证。例如，三阴交既是足太阴脾经腧穴，又是任脉、足三阴经之交会穴，故不仅能治疗任脉病证，也可治疗足三阴经病证。历代文献对交会穴的记载略有不同，但绝大部分内容出自《针灸甲乙经》，该书所载十二正经与奇经八脉的交会穴共有 94 个。

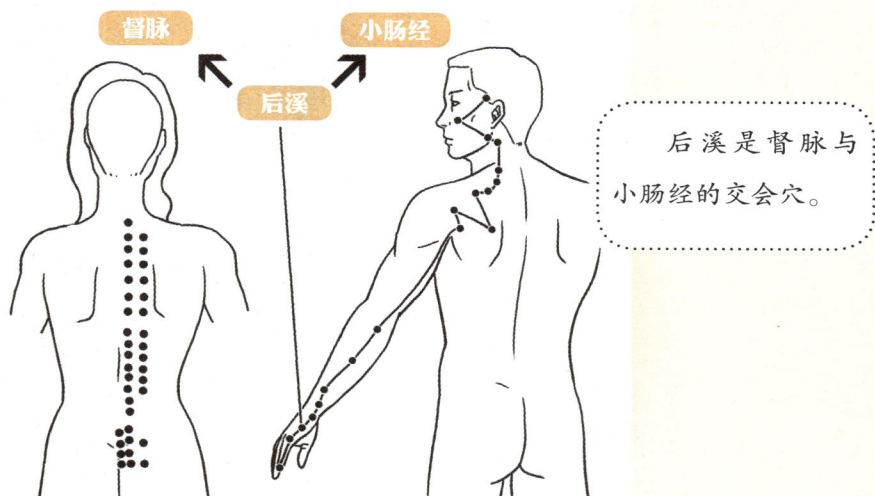

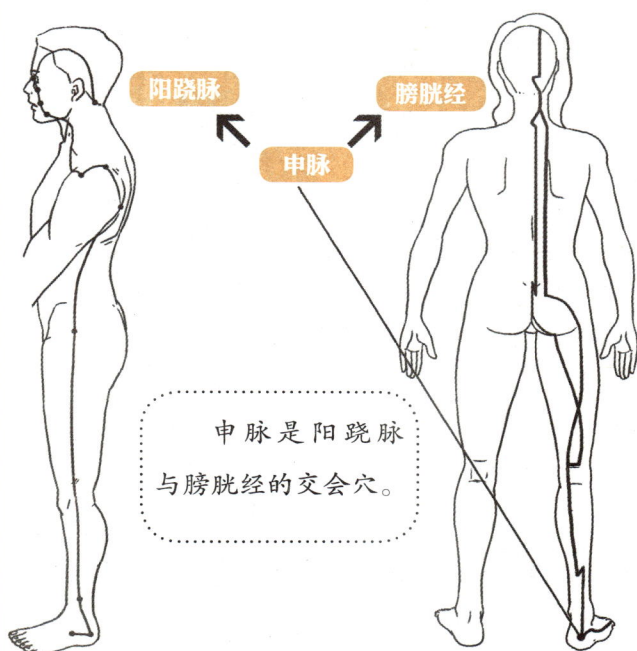

督脉　小肠经

后溪

后溪是督脉与
小肠经的交会穴。

阳跷脉　膀胱经

申脉

申脉是阳跷脉
与膀胱经的交会穴。

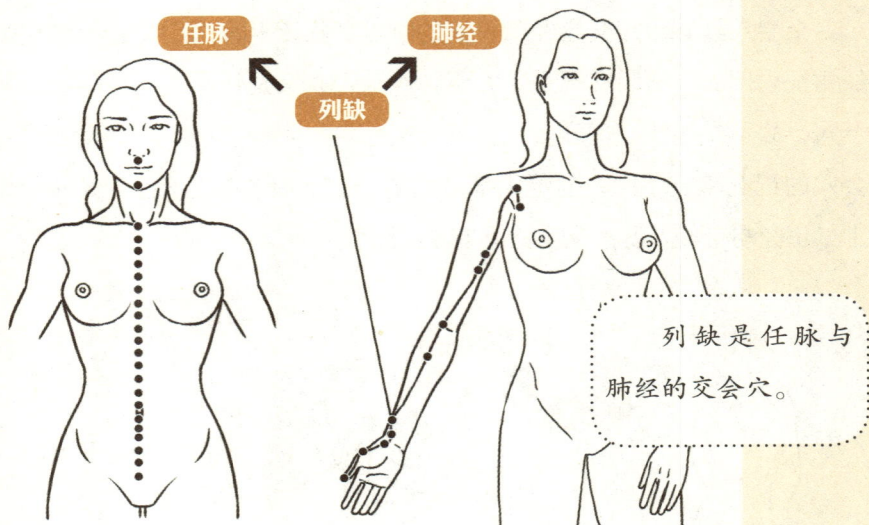

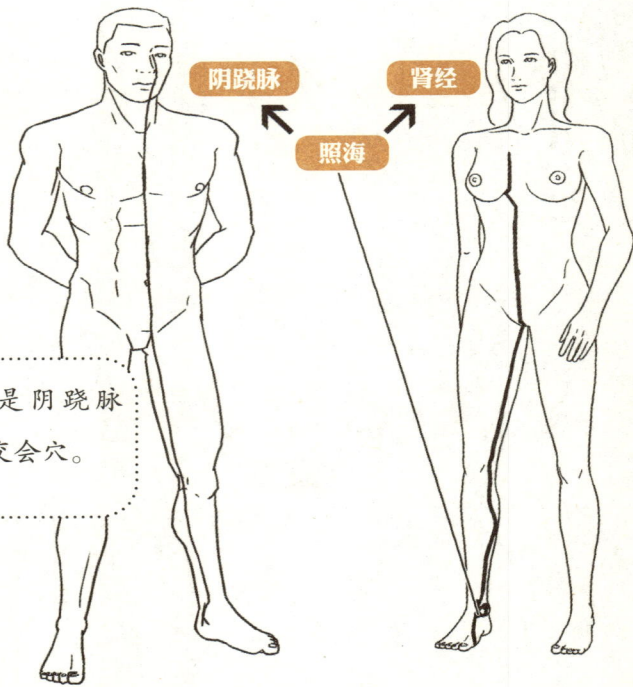

任脉　　肺经

列缺

列缺是任脉与
肺经的交会穴。

阴跷脉　　肾经

照海

照海是阴跷脉
与肾经的交会穴。

【学习提示】

八脉交会穴穴歌

公孙冲脉心胸胃，内关阴维下总同，临泣胆经连带脉，阳维目锐外关逢，

后溪督脉内眦颈，申脉阳跷络亦通，列缺任脉行肺系，阴跷照海膈喉咙。

第四章
走近十四经腧穴——针灸的核心内容

十四经穴主治疾病概况

十四经脉为十二经脉及督脉、任脉的总称。十二经脉是经络系统中的重要组成部分，各条经脉的分布部位有一定的规律，每条经脉都有内属脏腑与外络肢节两个部分，每条经脉隶属于一个内脏，在脏与脏之间有表（腑）里（脏）相互属、络关系，即每条经脉在经气发生病里变化时都有其特殊的症候群表现，各条经脉在体表相应处都有腧穴的分布等。各经脉对于维持人体生命活动，调整机体虚实，治疗疾病等方面有重要的意义。

经　名	本经主治	二经相同主治	三经相同主治
手太阴经	肺、喉病		胸部病
手厥阴经	心、胃病	神志病	胸部病
手少阴经	心病		
手阳明经	前头、鼻、口、齿病		咽喉病、热病
手少阳经	侧头、胁肋病	眼、耳病	咽喉病、热病
手太阳经	后头、肩胛、神志病		
足阳明经	前头、口、齿、咽喉、胃肠病		神志病、热病
足少阳经	侧头、耳、项、胁肋、胆病	眼病	神志病、热病
足太阳经	后头、项、背腰、肛肠病		
足太阴经	脾胃病		腹部病、妇科病
足厥阴经	肝病	前阴病	腹部病、妇科病
足少阴经	肾、肺、咽喉病		

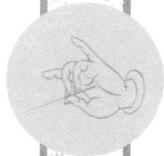

经　名	本经主治	二经相同主治	三经相同主治
任脉	回阳、固脱、强壮作用	神志病、脏腑病、妇科病	
督脉	中风、昏迷、热病、头面病		

手太阴肺经的腧穴定位与主治疾病

手太阴肺经起始于中焦，向下联络大肠，回绕过来沿着胃的上口，穿过膈，属于肺。从"肺系"（肺与喉咙相联系的部位）横出来（中府、云门），下循上臂内侧前缘，走手少阴经和手厥阴经之前（天府、侠白），下向肘窝中（尺泽），沿前臂内侧桡骨边缘（孔最），进入寸口——桡动脉搏动处（经渠、太渊），经过鱼际，止于拇指桡侧端（少商）。

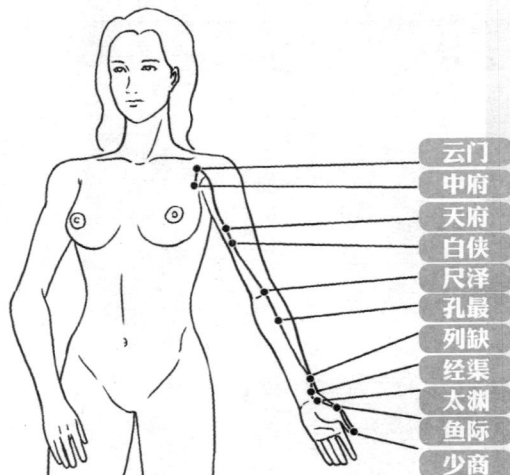

云门
中府
天府
白侠
尺泽
孔最
列缺
经渠
太渊
鱼际
少商

穴名	定位	主治	针法
尺泽	在肘横纹中，肱二头肌腱桡侧凹陷中，肘关节微屈定穴	咳嗽，气喘，咳血，胸部胀满，肘臂挛痛	直刺0.8～1.2寸
孔最	在前臂掌面桡侧，腕横纹上7寸，尺泽与太渊的连线上	咳嗽，气喘，咳血，肘臂挛痛	直刺0.5～1寸

穴名	定位	主治	针法
列缺	在前臂桡侧缘，桡骨茎突上方，腕横纹上1.5寸，或两手虎口交叉，食指尖所至凹陷处	咳嗽，气喘，咽喉肿痛，头痛，项强	向上斜刺0.5~0.8寸
太渊	在腕前区，桡骨茎突与舟状骨之间，拇长展肌腱尺侧凹陷处	咳嗽，气喘，咽喉痛，咳血，腕臂痛	直刺0.3~0.5寸，避开桡动脉
鱼际	第一掌骨桡侧中点赤白肉际处	咳嗽，发热，咽喉肿痛	直刺0.5~0.8寸
少商	在手拇指末节桡侧，距指甲角约0.1寸	发热，咽喉肿痛，昏迷，癫狂，鼻衄	浅刺0.1寸，或点刺出血

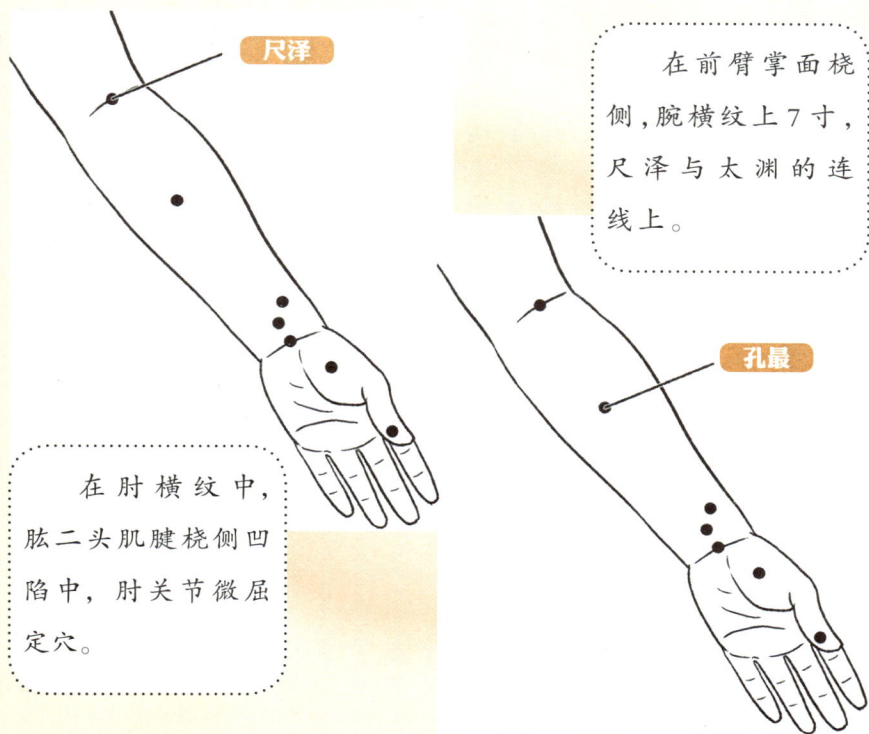

尺泽

在前臂掌面桡侧，腕横纹上7寸，尺泽与太渊的连线上。

孔最

在肘横纹中，肱二头肌腱桡侧凹陷中，肘关节微屈定穴。

列缺

在腕前区，桡骨茎突与舟状骨之间，拇长展肌腱尺侧凹陷处。

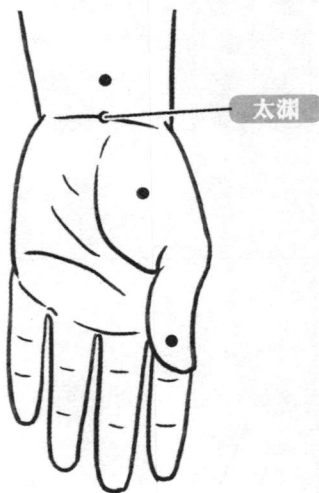

太渊

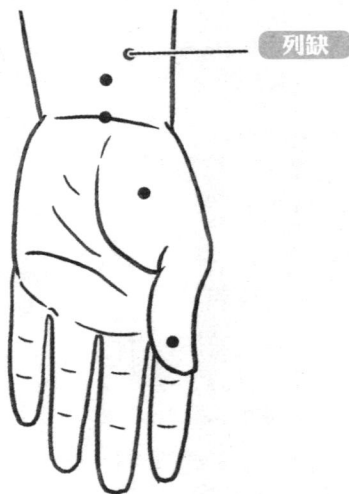

在前臂桡侧缘，桡骨茎突上方，腕横纹上 1.5 寸，或两手虎口交叉，食指尖所至凹陷处。

【学习提示】

手太阴肺经穴歌

手太阴肺十一穴，中府云门天府列，

次则侠白下尺泽，又次孔最与列缺，

经渠太渊下鱼际，抵指少商如韭叶。

手厥阴心包经的腧穴定位与主治疾病

手厥阴心包经起于胸中，出属心包络，向下通膈，从胸至腹依次络于上、中、下三焦。它的支脉从胸中分出，沿胁肋到达腋下（天池），向上至腋窝中，沿上肢内侧行于手太阴经和手少阴经之间，经肘过腕部，入掌中（劳宫），沿中指桡侧，出中指桡侧端（中冲）。另一分支从掌中分出，沿无名指出其尺侧端（关冲），交于手少阳三焦经。

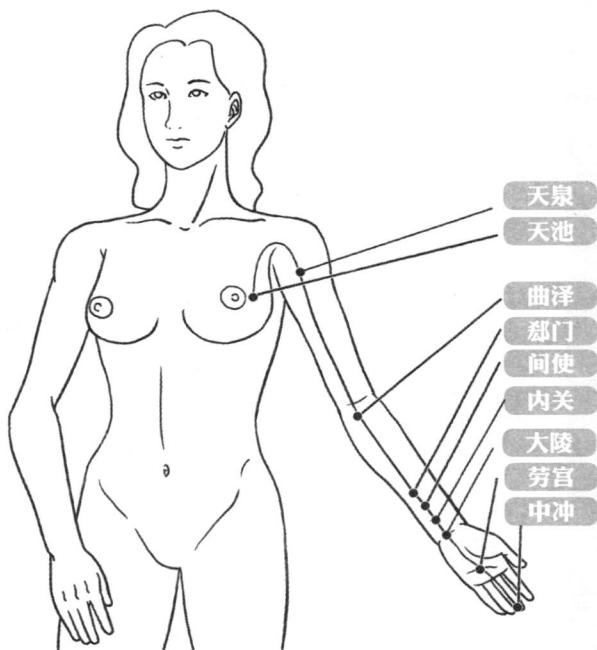

天泉
天池

曲泽
郄门
间使
内关
大陵
劳宫
中冲

穴名	定位	主治	针法
曲泽	在肘横纹中，当肱二头肌腱尺侧缘	呕吐，泄泻，高热，烦躁，心痛，肘臂痛	直刺0.8~1寸，或点刺出血
郄门	在前臂前区，腕掌侧远端横纹上5寸，桡侧腕屈肌腱与掌长肌腱之间	心痛，心悸，胸痛，癫狂，咯血，肘臂痛	直刺0.5~1寸
间使	在前臂前区，腕掌侧远端横纹上3寸，掌长肌腱与桡侧腕屈肌腱之间	心悸，心痛，癫痫，胃痛，呕吐，疟疾	直刺0.5~1寸

穴名	定位	主治	针法
内关	在前臂前区，腕掌侧远端横纹上2寸，掌长肌腱与桡侧腕屈肌腱之间	心悸，心痛，癫痫，失眠，郁证，胸痛，胃痛，呃逆，呕吐	直刺0.5～1寸
劳宫	屈指握拳，中指与无名指尖之间所对的掌心中	心痛，癫痫，高热型中暑	直刺0.3～0.5寸
中冲	在手中指末端最高点	昏迷，发热，中暑，心痛，舌强肿痛	浅刺0.1寸，或点刺出血

在前臂前区，腕掌侧远端横纹上3寸，掌长肌腱与桡侧腕屈肌腱之间

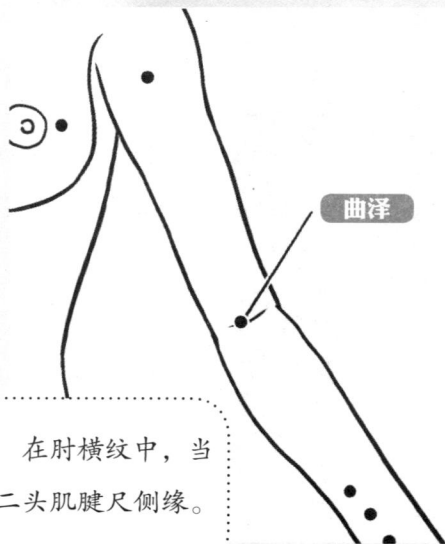

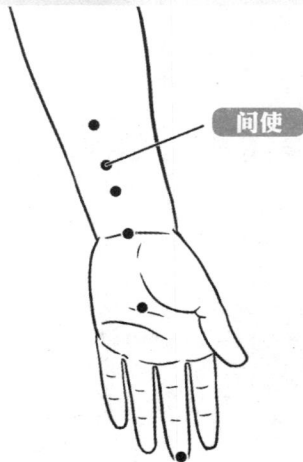

间使

曲泽

在肘横纹中，当肱二头肌腱尺侧缘。

在前臂前区，腕掌侧远端横纹上 2 寸，掌长肌腱与桡侧腕屈肌腱之间。

屈指握拳，中指与无名指尖之间所对的掌心中。

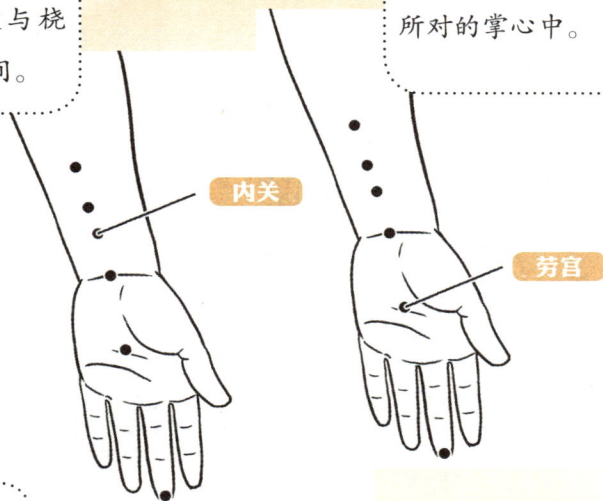

内关

劳宫

在手中指末端最高点。

中冲

【学习提示】

手厥阴心包经穴歌

九穴心包手厥阴，天池天泉曲泽深，
郄门间使内关对，大陵劳宫中冲寻。

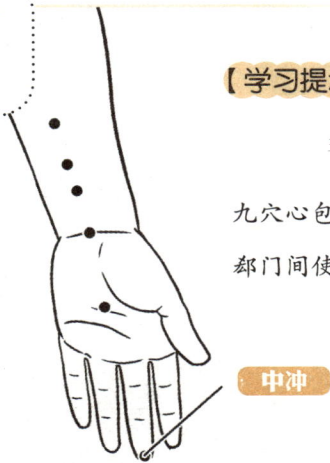

手少阴心经的腧穴定位与主治疾病

手少阴心经起于心中，出属于"心系"（心与其他脏器相联系的部位），向下通过膈肌，联络小肠。其分支从心系向上夹着食道连于目；其直行主干又从心系上肺，向下斜出于腋下，沿上肢内侧后缘，至肘中，沿前臂内侧后缘，至手掌后豌豆骨部进入掌内，沿小指内侧到达其末端，与手太阳小肠经相连。

极泉
清灵
少海
灵道
通里
阴郄
神门
少府
少冲

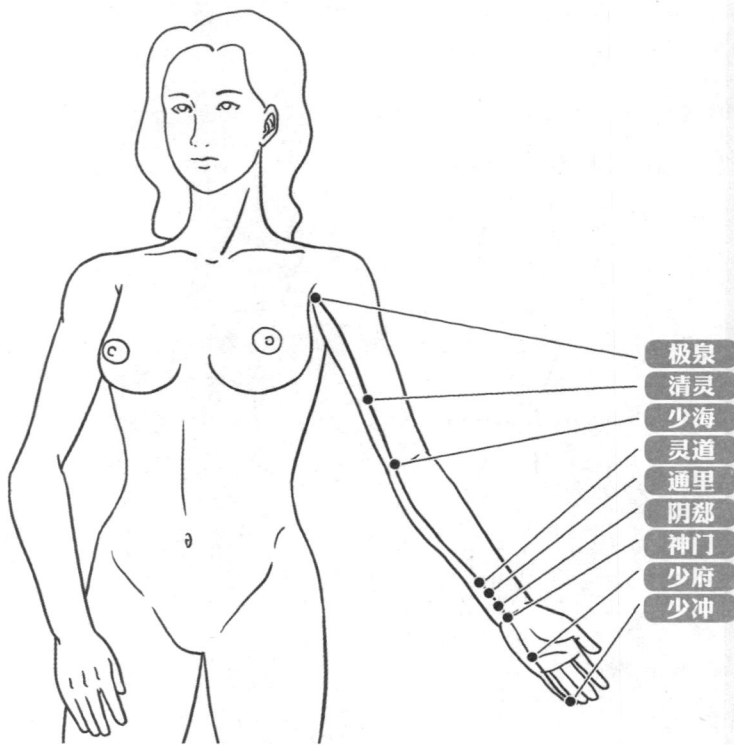

穴名	定位	主治	针法
少海	在肘前区，横平肘横纹，肱骨内上髁前缘，屈肘时定穴	肘臂疼痛，手臂震颤，瘰疬	直刺0.5～1寸
通里	在前臂前区，尺侧腕屈肌腱的桡侧缘，腕掌侧远端横纹上1寸	心绞痛，癔病，中风后遗症失语	直刺0.3～0.5寸
神门	在腕前区，腕掌侧远端横纹尺侧端，尺侧腕屈肌腱的桡侧缘	失眠，健忘，癫痫，惊悸，怔忡	直刺0.3～0.5寸
少府	握拳时小指与无名指的指尖之间所对的掌心中，在第4、5掌骨之间	心悸，胸痛，手小指痉挛，阴痒，小便不利，遗尿，掌中热	直刺0.3～0.5寸
少冲	在手小指末节桡侧，距指甲角约0.1寸	心痛，癫狂，昏迷	浅刺0.1寸，或点刺出血

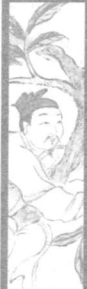

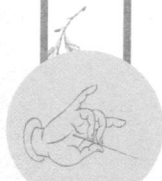

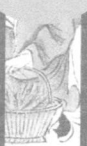

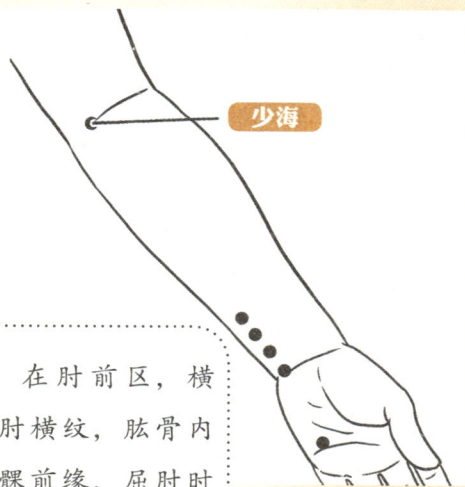

少海

在前臂前区，尺侧腕屈肌腱的桡侧缘，腕掌侧远端横纹上1寸。

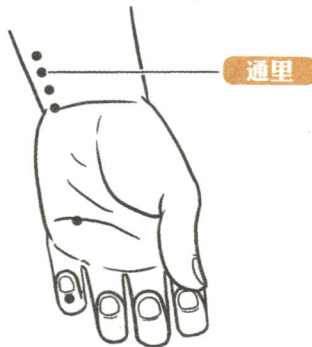

通里

在肘前区，横平肘横纹，肱骨内上髁前缘，屈肘时定穴。

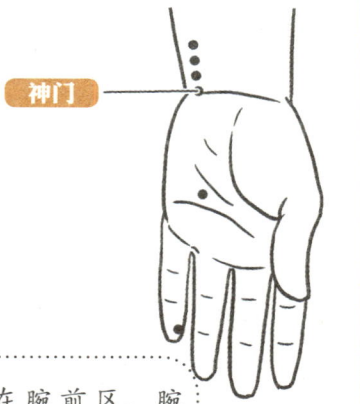

神门

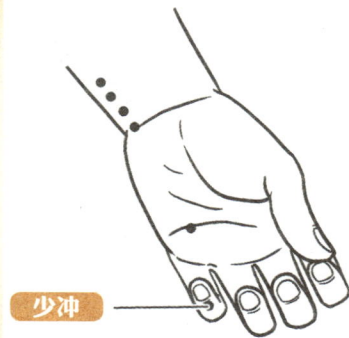

少冲

在腕前区，腕掌侧远端横纹尺侧端，尺侧腕屈肌腱的桡侧缘。

在手小指末节桡侧，距指甲角约0.1寸。

【学习提示】

手少阴心经穴歌

九穴心经手少阴，极泉青灵少海深，

灵道通里阴郄随，神门少府少冲寻。

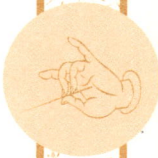

手阳明大肠经的腧穴定位与主治疾病

手阳明大肠经起于食指桡侧端（商阳），沿食指桡侧缘，出第1、2掌骨间（合谷），进入两筋（拇长伸肌腱和拇短伸肌腱）之间，进入肘外侧，经上肢外侧前缘，上肩，至肩峰部前缘，向上出于颈部，再向前下行入锁骨上窝（缺盆），进入胸腔络肺，通过膈肌下行，入属大肠。其分支从锁骨上窝上行，经颈部至面颊，入下齿龈，回绕至上唇，交叉于人中（水沟），止于对侧鼻翼旁（迎香），与足阳明胃经相接。

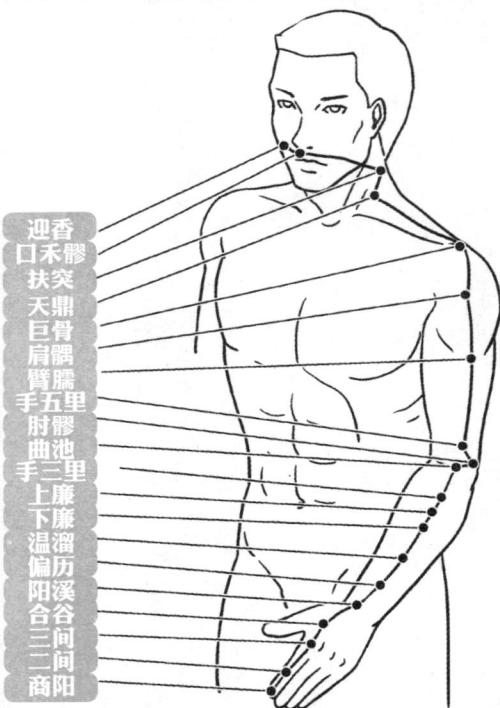

迎香
口禾髎
扶突
天鼎
巨骨
肩髃
臂臑
手五里
肘髎
曲池
手三里
上廉
下廉
温溜
偏历
阳溪
合谷
三间
二间
商阳

穴名	定位	主治	针法
合谷	手背第1、2掌骨之间，近第2掌骨桡侧的中点处	感冒，头痛，面瘫，眼、鼻、口齿、咽喉、颈项部病，中暑，发热，汗多，中风后遗症，癫痫，乳腺红肿痛，右下腹痛，滞产	直刺0.5～1寸（稍偏向第二掌骨）
曲池	屈肘，尺泽与肱骨外上踝连线的中点处	手臂痹痛，上肢不遂，发热，皮肤搔痒，湿疹，高血压	直刺1～1.5寸，可透刺到少海

穴名	定位	主治	针法
肩髃	在三角肌区，肩峰外侧缘前端与肱骨大结节两骨间凹陷中	上肢不遂，肩关节周围炎	直刺或向下斜刺0.8~1.5寸
迎香	鼻翼外缘中点旁，鼻唇沟中	鼻塞，面瘫，面肌痉挛、疼痛，胃脘疼痛	向内上方斜刺或平刺0.3~0.5寸，胆道蛔虫症向四白透刺

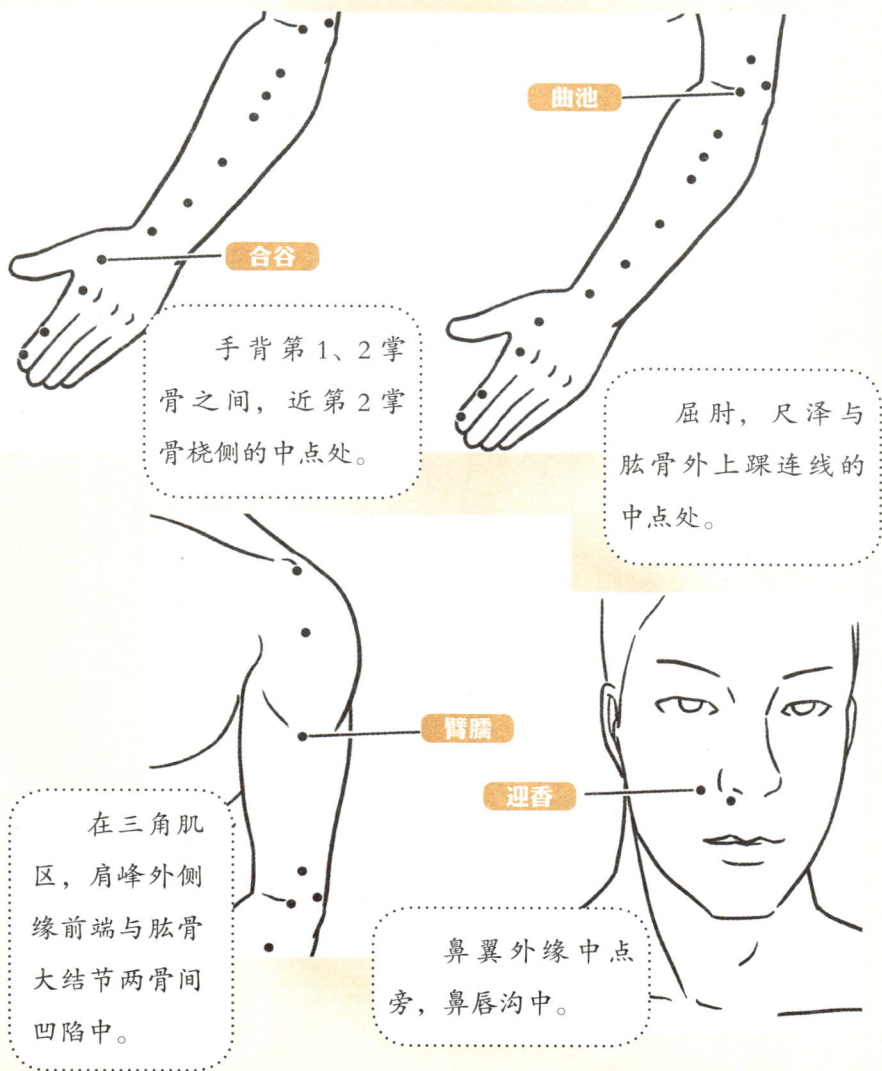

曲池

合谷

手背第1、2掌骨之间，近第2掌骨桡侧的中点处。

屈肘，尺泽与肱骨外上踝连线的中点处。

臂臑

迎香

在三角肌区，肩峰外侧缘前端与肱骨大结节两骨间凹陷中。

鼻翼外缘中点旁，鼻唇沟中。

【学习提示】

手阳明大肠经穴歌

手阳明穴起商阳，二间三间合谷藏，阳溪偏历复温溜，下廉上廉三里长，

曲池肘髎五里近，臂臑肩髃巨骨当，天鼎扶突禾髎接，鼻旁五分号迎香。

手少阳三焦经的腧穴定位与主治疾病

手少阳三焦经起自无名指末端，上出于第4、5掌骨之间，沿手背至腕部，向上经尺、桡两骨之间通过肘尖部，沿上臂外侧到肩部，在大椎穴处与督脉相会，从足少阳胆经后，前行进入锁骨上窝，分布于膻中，联络心包，向下贯穿膈肌，从胸至腹，属于上、中、下三焦。其支者，从膻中向上，出于锁骨上窝，上走颈外侧，沿耳后直上，出于耳上方，上行额角，再屈而下行至面颊，到达眶下部。另一支脉从耳后进入耳中，出走耳前，经过上关前，交叉于面颊部，到达目外眦，与足少阳胆经相接。

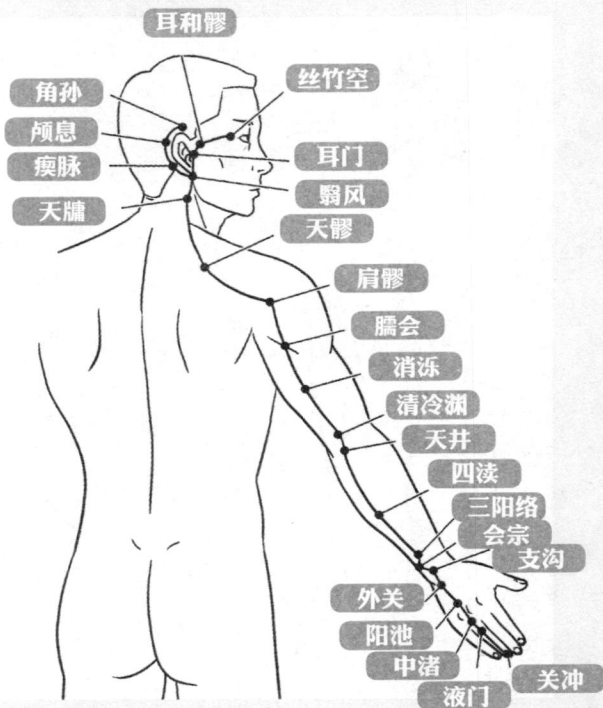

穴名	定位	主治	针法
关冲	无名指末节尺侧，距指甲角约0.1寸	喉痹，目红肿痛，发热	浅刺0.1寸，或点刺出血
中渚	手背第4、5掌骨间，第4掌指关节近端凹陷中	耳聋，耳鸣，喉痹，肩背部疼痛，落枕	直刺0.3～0.5寸
外关	在前臂后区，腕背侧远端横纹上2寸，桡骨与尺骨间隙中点	感冒，发热，耳聋，耳鸣，偏头痛，项、胁、肋及上肢疼痛	直刺0.5～1寸
支沟	外关上1寸	胁痛，肩臂部痛，便秘	直刺0.5～1寸
肩髎	在三角肌区，肩峰角与肱骨大结节两骨间凹陷中	肩关节及上肢外侧疼痛	直刺0.8～1.2寸
翳风	在颈部，耳垂后方，乳突下端前方凹陷中	耳聋，耳鸣，外耳道炎症，面瘫，乳突部疼痛，腮腺炎	直刺0.8～1.2寸
丝竹空	在面部，眉梢凹陷中	头痛，面瘫，斜视，急性结膜炎	平刺0.5～1寸

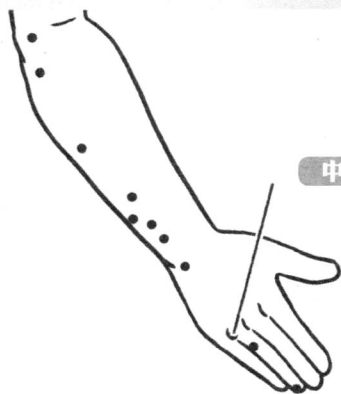

中渚

手背第4、5掌骨间，第4掌指关节近端凹陷中。

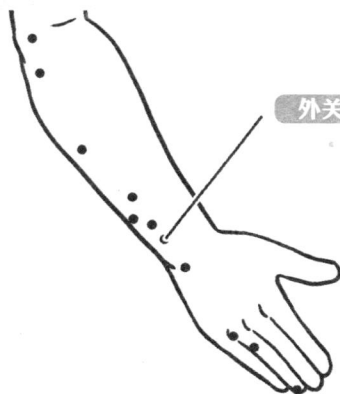

外关

在前臂后区，腕背侧远端横纹上2寸，桡骨与尺骨间隙中点。

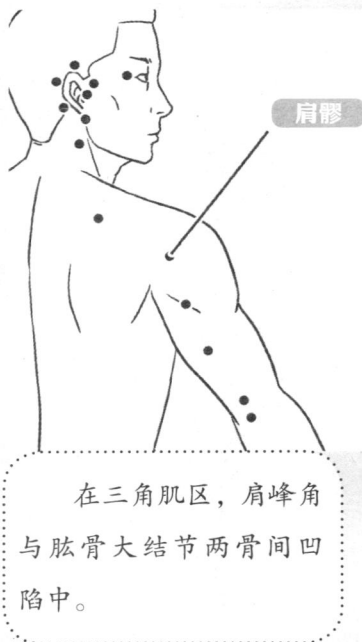

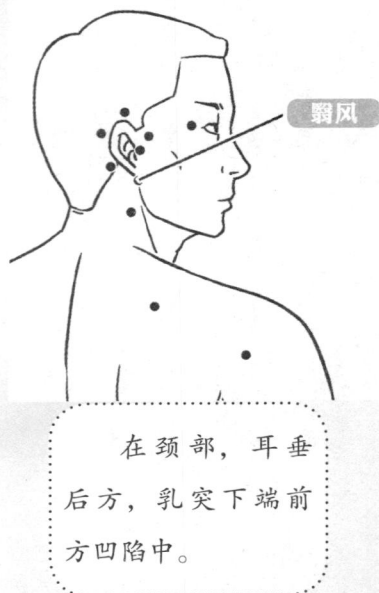

肩髎

在三角肌区，肩峰角与肱骨大结节两骨间凹陷中。

翳风

在颈部，耳垂后方，乳突下端前方凹陷中。

【学习提示】

手少阳三焦经穴歌

二十三穴手少阳，关冲液门中渚旁，阳池外关支沟正，会宗三阳四渎长，
天井清冷渊消泺，臑会肩髎天髎堂，天牖翳风瘈脉青，颅息角孙耳门庭，
和髎前接丝竹空，三焦经穴此推详。

手太阳小肠经的腧穴定位与主治疾病

手太阳小肠经起自手小指外侧端（少泽），沿手背外侧上行，出尺骨茎突，沿前臂外侧后缘尺直上，从尺骨鹰嘴和肱骨内上髁之间向上，沿上臂外侧后缘出行到肩关节后，绕肩胛，交会于大椎（督脉），又向前进入锁骨上窝，深入体腔，联络心脏，沿食道下行，通过膈肌，到胃部，入属小肠。其分支从锁骨上窝沿颈上达面颊，至目外眦，转入耳中（听宫）。另一支脉从面颊部分出，经眶下，抵鼻旁，至目内眦（睛明），与足太阳膀胱经相接，而又斜行络于颧骨部。

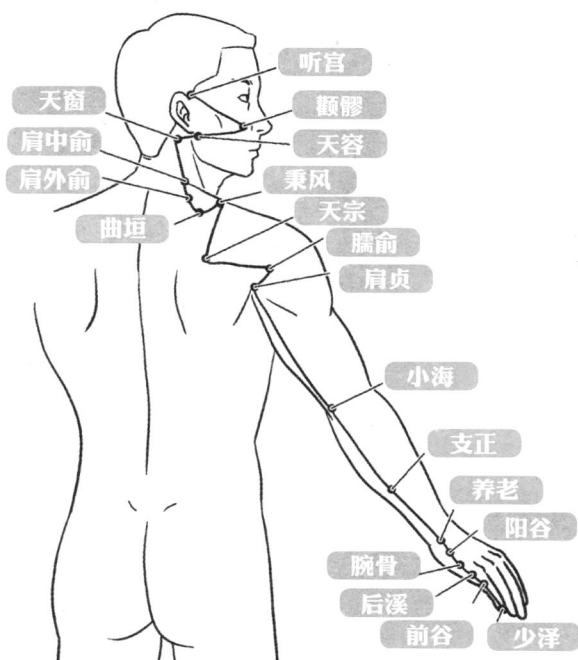

穴名	定位	主治	针法
少泽	在手小指末节尺侧，距指甲角约0.1寸	产后乳少，乳痈，昏迷，咽喉痛，发热，指端麻木	浅刺0.1寸，或点刺出血
后溪	在手内侧，第5掌指关节尺侧近端赤白肉际凹陷中，握拳横纹尽处取之	耳鸣，耳聋，头痛，落枕，肩胛痛，急性腰扭伤，腰腿痛，癫痫，疟疾	直刺0.5~1寸
养老	在前臂后区，以掌心向胸的姿势，穴位正当尺骨小头桡侧缘凹陷中	视力减退，外眼炎症，落枕，肩、背、肘、臂酸痛	直刺或斜刺0.5~0.8寸
小海	在肘后区，尺骨鹰嘴与肱骨内上髁之间凹陷中	肩、背、肘、臂部疼痛，舞蹈病	直刺0.3~0.5寸
天宗	在肩胛冈下窝中央凹陷处，约与臑俞、肩贞呈三角形处取之	肩关节疼痛，肘臂痛，哮喘	直刺或斜刺0.5~1寸
颧髎	在面部，颧骨下缘，目外眦角直下凹陷中，平迎香穴咬肌内侧缘	面瘫，面部疼痛，牙痛	直刺0.3~0.5寸，斜刺或平刺0.5~1寸
听宫	在面部，耳屏正中与下颌骨髁突之间的凹陷中，张口取穴	耳鸣，耳聋，中耳炎	直刺1~1.5寸

后溪

养老

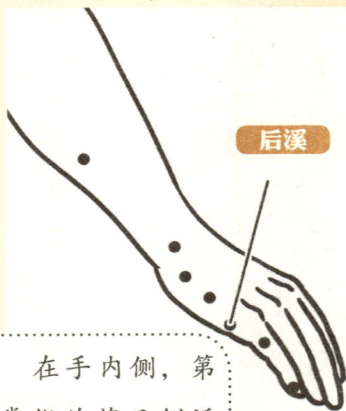

在手内侧，第5掌指关节尺侧近端，赤白肉际凹陷中，握拳横纹尽处取之。

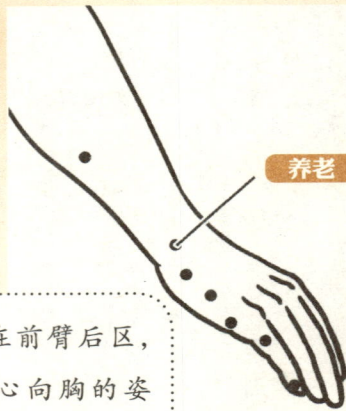

在前臂后区，以掌心向胸的姿势，穴位正当尺骨小头桡侧缘凹陷中。

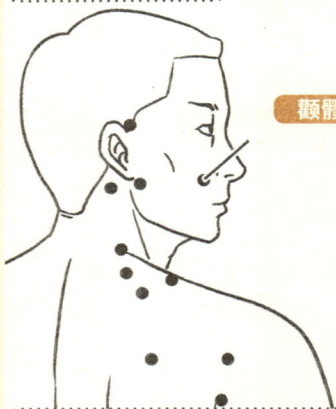

颧髎

听宫

在面部，颧骨下缘，目外眦角直下凹陷中，平迎香穴咬肌内侧缘。

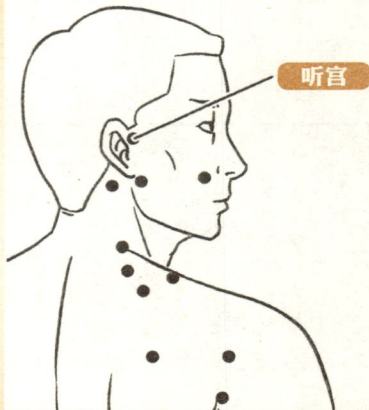

在面部，耳屏正中与下颌骨髁突之间的凹陷中，张口取穴。

【学习提示】

手太阳小肠经穴歌

手太阳穴一十九，少泽前谷后溪有，腕骨阳谷养老绳，支正小海外辅肘，肩贞臑俞接天宗，髎外秉风曲垣着，肩外俞连肩中俞，天窗乃与天容偶，锐骨之端上颧髎，听宫耳前珠上走。

足太阴脾经的腧穴定位与主治疾病

足太阴脾经起于足大趾末端（隐白），沿大趾内侧赤白肉际，上行过内踝的前缘，沿小腿胫骨后面交出足厥阴肝经之前，上行沿膝股部内侧前缘，进入腹部，属于脾，联络胃，向上穿过膈肌，挟咽部两旁，连舌本，散舌下。其分支从胃别出，上行通过膈肌，注入心中，交于手少阴心经。

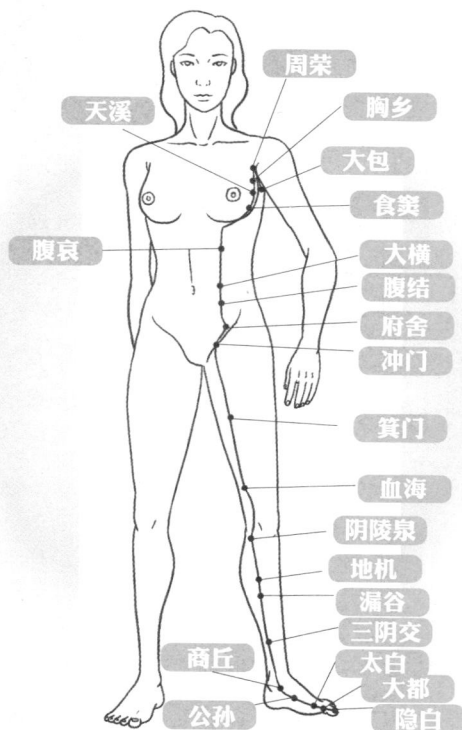

图中标注：周荣、天溪、胸乡、大包、食窦、大横、腹结、府舍、冲门、腹哀、箕门、血海、阴陵泉、地机、漏谷、三阴交、商丘、太白、大都、公孙、隐白

穴名	定位	主治	针法
隐白	在足拇趾末端内侧，距趾甲角后0.1寸	月经不调（灸），消化不良，腹痛，癫病，血证	浅刺0.1寸
太白	在跖区，第1跖趾关节近端赤白肉际凹陷中	胃痛，呕吐，消化不良，泄泻，便秘	直刺0.5～0.8寸
公孙	在跖区，第1跖骨底的前下缘赤白肉际处	胃痛，腹痛，泄泻，足趾痛，痛经	直刺0.6～1.2寸
三阴交	在小腿内侧，内踝尖上3寸，胫骨内侧缘后际	消化不良，腹痛，泄泻，月经不调，滞产，子宫脱垂，遗尿，尿潴留，外阴瘙痒，阳痿，遗精，神经衰弱，高血压，下肢痿痹	直刺1～1.5寸

穴名	定位	主治	针法
地机	在小腿内侧，阴陵泉下3寸，胫骨内侧缘后际，阴陵泉至内踝尖的连线上取之	月经不调，痛经，泄泻，食欲不振，遗精，水肿	直刺1～1.5寸
阴陵泉	在小腿内侧，胫骨内侧髁下缘与胫骨内侧缘之间的凹陷中	尿潴留，尿频急，遗尿，肝炎，腹泻	直刺1～2寸
血海	在股前区，髌底内侧端上2寸，或被取穴者取坐位，术者面对被取穴者，用左（右）手掌心按在其右（左）膝髌骨上，在拇指尖所至处定穴	月经不调，痛经，尿血，荨麻疹，下肢湿疹，高血压，疟疾，膝关节疼痛	直刺1～1.5寸
大包	在胸外侧区，腋中线上的第6肋间隙	胸胁痛，全身痛，四肢无力	斜刺或向后平刺0.5～0.8寸

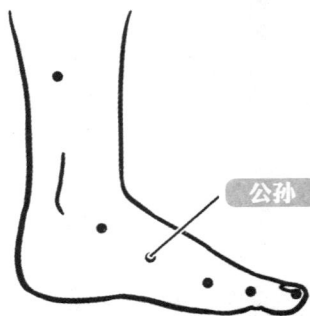

公孙

在跖区，第1跖骨底的前下缘赤白肉际处。

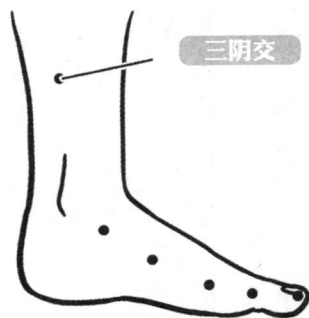

三阴交

在小腿内侧，内踝尖上3寸，胫骨内侧缘后际。

阴陵泉

血海

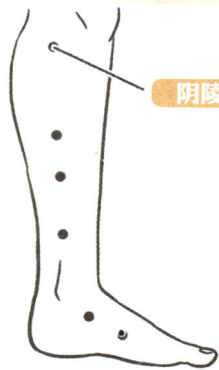

在小腿内侧，胫骨内侧髁下缘与胫骨内侧缘之间的凹陷中。

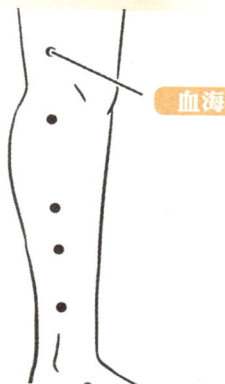

在股前区，髌底内侧端上2寸。

【学习提示】

足太阴脾经穴歌

足太阴经脾中洲，隐白在足大趾头，大都太白公孙盛，商丘三阴交可求，漏谷地机阴陵泉，血海箕门冲门开，府舍腹结大横排，腹哀食窦天溪连，胸乡周荣大包尽，二十一穴太阴全。

足阳明胃经的腧穴定位与主治疾病

足阳明胃经起于鼻翼两侧（迎香），上行到鼻根部，与旁侧足太阳经相交，向下沿鼻外侧（承泣），入上齿龈中，回出环绕口唇，在颏唇沟承浆穴处左右相交，再向后沿着口腮后下方，出于下颌大迎处，沿下颌角上行耳前，经过上关（足少阳经），沿发际，到额前（神庭）。其面部支脉从大迎前下走人迎，沿着喉咙，进入缺盆部，向下过膈，属于胃，联络脾。胸腹部直行的脉经乳头，向下挟脐旁，进入少腹两侧气冲。胃下口部支脉沿着腹里向下到气冲会合，再由此下行至髀关，直抵伏兔部，下至膝盖，沿胫骨外侧前缘，下经足跗；进入第2足趾外侧端（厉兑）。小腿部支脉从膝下3寸（足三里）处分出，进入足中趾外侧端。足跗部支脉从跗上（冲阳）分出，进入足大趾内侧端（隐白），与足太阴脾经相接。

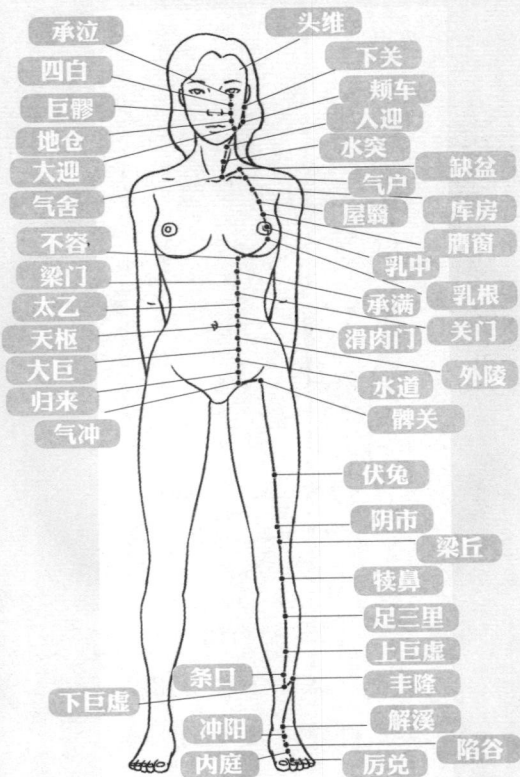

承泣　头维　四白　下关　巨髎　颊车　地仓　人迎　大迎　水突　气舍　气户　缺盆　不容　屋翳　库房　梁门　膺窗　太乙　乳中　天枢　承满　乳根　大巨　滑肉门　关门　归来　外陵　气冲　水道　髀关　伏兔　阴市　梁丘　犊鼻　足三里　上巨虚　丰隆　条口　解溪　下巨虚　陷谷　冲阳　内庭　厉兑

穴名	定位	主治	针法
承泣	在面部，眶下缘与眼球之间，正视，直对瞳孔定穴	目赤肿痛，电光性眼炎，青光眼，视力减退	直刺0.5～1.5寸，先将眼球推向上方，然后沿眼眶下缘刺入
地仓	在面部，承泣直下，在口角旁开0.4寸处定穴	面瘫，面痛，流涎	斜刺或平刺0.5～0.8寸，或向颊车或迎香透刺
颊车	在面部，下颌角前上方约一横指，当咬紧牙齿时咬肌隆起处	面痛，面瘫，牙痛，腮腺肿痛，咬肌痉挛	避开动脉，斜刺或平刺0.3～0.5寸，或向地仓、颧髎透刺
下关	在面部，耳屏前约一横指，颧骨弓与下颌切迹所形成的凹陷中	牙痛，下颌关节痛，面痛，耳聋	直刺0.5～1寸，或向听宫斜刺

穴 名	定 位	主 治	针 法
头维	在头部，额角发际直上0.5寸，头正中线旁开4.5寸	头痛，眩晕	平刺0.5~1寸
梁门	在上腹部，中脘旁开2寸	溃疡病，胃脘痛，胃神经官能症	直刺0.8~1.2寸
天枢	在腹部，脐中旁开2寸	泄泻，腹胀，右下腹痛，婴幼儿腹泻，习惯性便秘，腹肌瘫痪	直刺1~1.5寸
梁丘	在股前区，髌底上2寸，股外侧肌与股直肌肌腱之间	胃痛，腹泻，乳腺红肿，膝关节及周围软组织疾患	直刺1~1.2寸
犊鼻	在膝前区，髌韧带外侧凹陷中，屈膝取穴	膝关节及周围软组织肿痛	向后内刺0.5~1寸
足三里	在小腿外侧，犊鼻下3寸，犊鼻与解溪连线上	胃痛，呕吐，腹泻，便秘，乳腺肿痛，肝、胆病，发热，高血压，失眠，休克，昏厥，下肢疼痛，瘫痪	直刺1~2寸
条口	在小腿外侧，在上巨虚下2寸，犊鼻与解溪连线上	肩关节疼痛，腓肠肌痉挛	直刺1~1.5寸，或透刺承山
丰隆	在小腿外侧，外踝尖上8寸，胫骨前肌的外缘	咳嗽，痰多，哮喘，眩晕，癫痫，下肢麻痹，便秘，消化不良	直刺1~1.5寸
内庭	在足背，第2、3趾间，趾蹼缘后方赤白肉际处	头痛，面痛，牙髓炎，腹泻，足背肿痛，发热	直刺或斜刺0.5~0.8寸
厉兑	在足趾，第2趾末节外侧，距趾甲角约0.1寸	失眠，癔病，咽喉肿痛	浅刺0.1寸

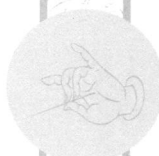

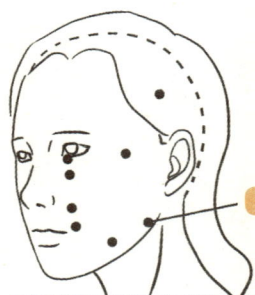

颊车

在面部，下颌角前上方约一横指，当咬紧牙齿时咬肌隆起处。

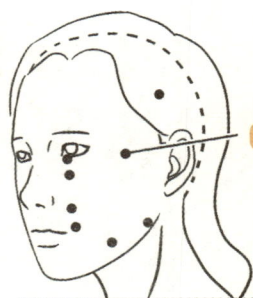

下关

在面部，耳屏前约一横指，颧骨弓与下颌切迹所形成的凹陷中。

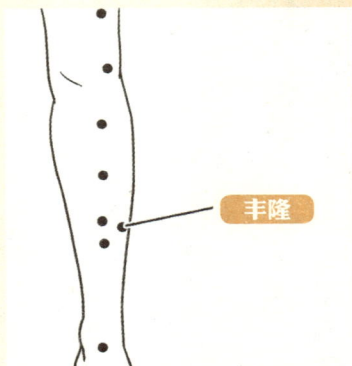

丰隆

在小腿外侧，外踝尖上8寸，胫骨前肌的外缘。

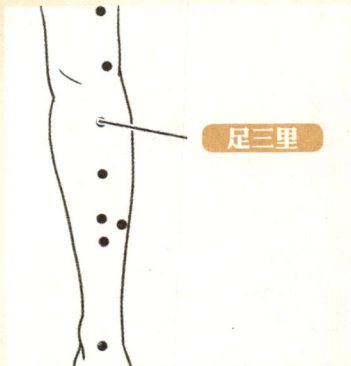

足三里

在小腿外侧，犊鼻下3寸，犊鼻与解溪连线上。

【学习提示】

足阳明胃经穴歌

四十五穴足阳明，承泣四白巨髎经，地仓大迎颊车对，下关头维对人迎，
水突气舍连缺盆，气户库房屋翳屯，膺窗乳中连乳根，不容承满及梁门，
关门太乙滑肉门，天枢外陵大巨存，水道归来气冲次，髀关伏兔走阴市，
梁丘犊鼻足三里，上巨虚连条口位，下巨虚穴上丰隆，解溪冲阳陷谷中，
下行内庭厉兑穴，大趾次趾之终端。

足少阴肾经的腧穴定位与主治疾病

足少阴肾经起于足小趾下，斜行于足心（涌泉），出行于舟骨粗隆之下，沿内踝后缘，分出进入足跟，向上沿小腿内侧后缘，至腘窝内侧，上股内侧后缘入脊内（长强），穿过脊柱，属肾，络膀胱。其直行的支脉，从肾上行，穿过肝和膈肌，进入肺，沿喉咙，上挟舌本。其支脉从肺中分出，络心，注于胸中，交于手厥阴心包经。

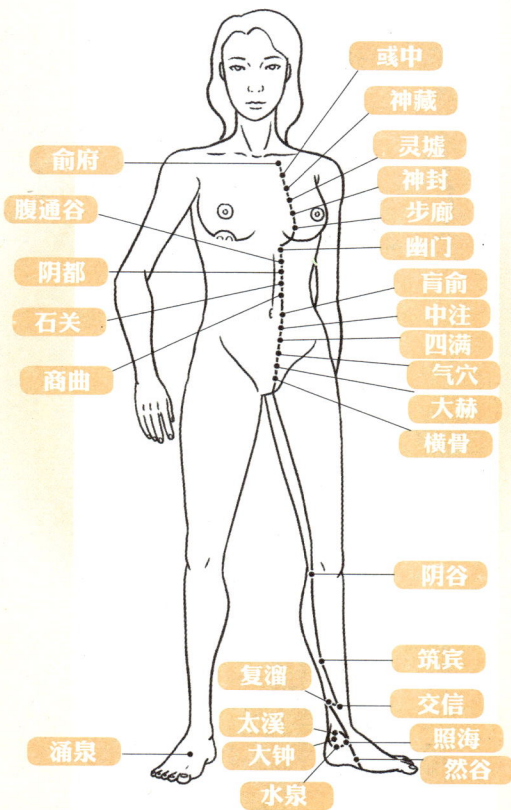

俞府　腹通谷　阴都　石关　商曲　涌泉

彧中　神藏　灵墟　神封　步廊　幽门　肓俞　中注　四满　气穴　大赫　横骨

阴谷　筑宾　交信　照海　然谷

复溜　太溪　大钟　水泉

穴名	定位	主治	针法
涌泉	在足底，屈足卷趾时足心最凹陷中	昏迷，休克，癔病，癫痫，小儿惊风，头痛，呕吐	直刺0.5～1寸
太溪	在踝区，内踝尖与跟腱之间的凹陷中	眩晕，耳鸣，视力减退，牙痛，慢性咽喉炎，慢性腹泻，失眠，遗精，腰痛，下肢及足跟部疼痛	直刺0.5～1寸
照海	在踝区，内踝尖下1寸，内踝下缘边际凹陷中	水肿，尿潴留，尿频急痛，吞咽困难，失眠，视力减退，咽喉炎，癫痫，便秘	直刺0.5～0.8寸
复溜	在小腿内侧，内踝尖上2寸，跟腱的前缘	发热，无汗，自汗，盗汗，水肿，尿路感染，遗精，阳痿，失眠，腰腿痛	直刺0.5～1寸

太溪

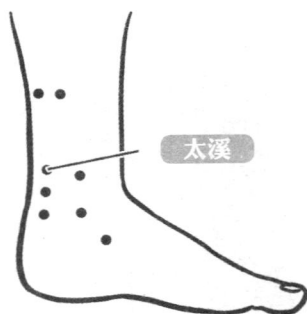

在踝区，内踝尖与跟腱之间的凹陷中。

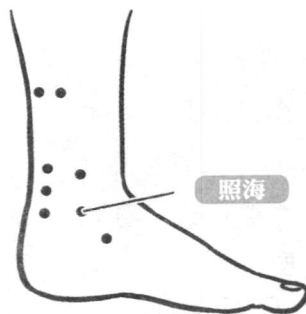

照海

在踝区，内踝尖下1寸，内踝下缘边际凹陷中。

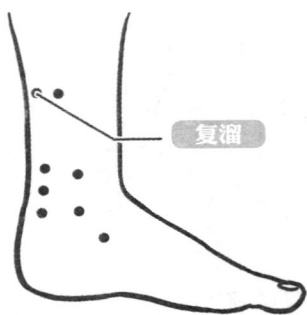

复溜

在小腿内侧，内踝尖上2寸，跟腱的前缘。

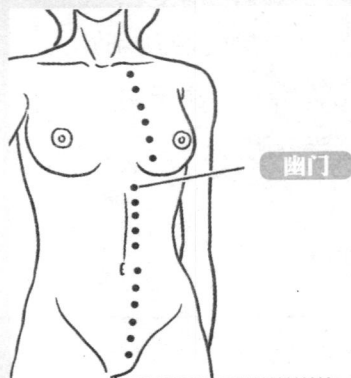

幽门

腹部脐上6寸，前正中线旁开0.5寸。

【学习提示】

足少阴肾经穴歌

足少阴穴二十七，涌泉然谷与太溪，大钟水泉通照海，复溜交信筑宾接，
阴谷膝内辅骨后，以上从足走到膝。横骨大赫连气穴，四满中注肓俞脐，
商曲石关阴都密，通谷幽门半寸辟，步廊神封膺灵墟，神藏彧中俞府毕。

足太阳膀胱经的腧穴定位与主治疾病

　　足太阳膀胱经起于目内眦（睛明），上达额部，左右交会于巅顶（百会）。其支脉从头顶部分出，到耳上角部。巅顶部直行的脉从头顶部分别向后行至枕骨处，进入颅腔，络脑，回出分别下行到项部（天柱），下行交会于大椎穴，再分左右沿肩胛内侧，脊柱两旁，到达腰部（肾俞），进入脊柱两旁的肌肉，深入体腔，络肾，属膀胱。腰部的支脉从大腿后侧外缘下行至腘窝中（委中）。另一分支从项分出下行，经肩胛内侧，从附分穴挟脊下行至髀枢，经大腿后侧至腘窝中与前一支脉会合，然后下行穿过腓肠肌，出走于足外踝后，沿足背外侧缘至小趾外侧端（至阴），交于足少阴肾经。

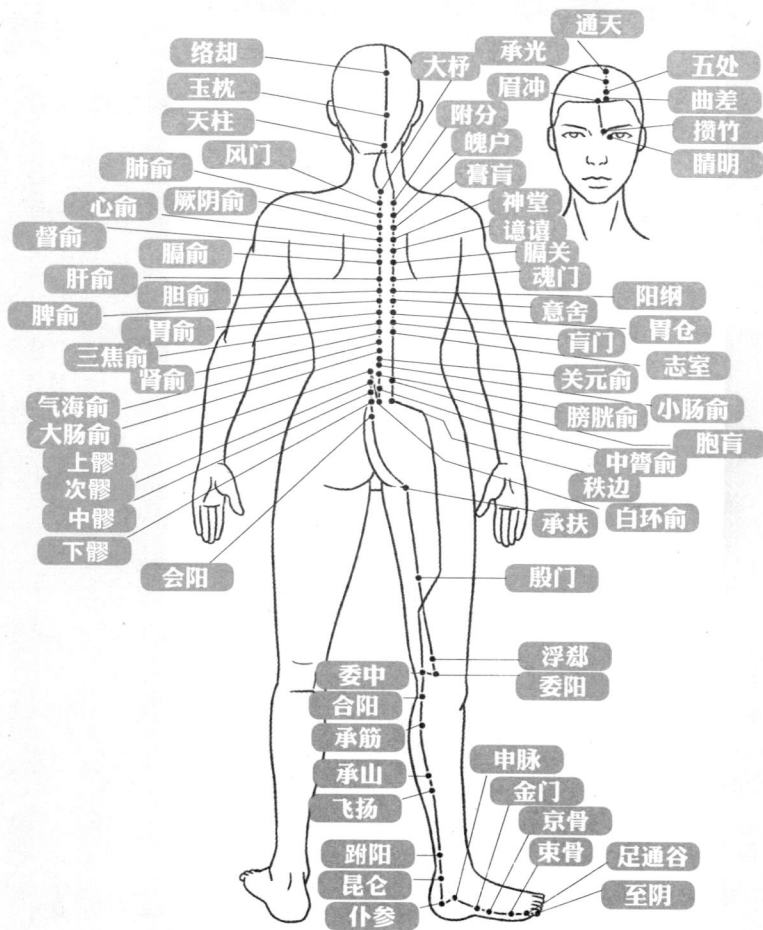

穴名	定位	主治	针法
晴明	眼内眦的上方0.1寸,靠近眼眶骨内缘处	目红赤,近视,斜视,青光眼,视力减退,癔病性或脑炎后遗症失明,精神病幻视	头稍后,将眼球推向外侧,针延眼眶缘缓慢进入0.5~1寸
攒竹	眉毛内侧端,当内眦角直上定穴	面、头痛,面瘫,癔病性失明,目红赤	可向眉中平刺或斜刺0.5~0.8寸,或直刺0.2~0.3寸
天柱	第1、2颈椎间,斜方肌外侧缘,即哑门旁开1.3寸,入后发际5分处	后头痛,落枕,目红赤痛,咽喉不适,耳聋,聋哑	直刺或斜刺0.5~0.8寸
风门	第2胸椎棘突下,后正中线旁开1.5寸	感冒,咳嗽,哮喘,鼻塞流涕,背痛	斜刺0.5~0.8寸
肺俞	第3胸椎棘突下,后正中线旁开1.5寸	咳嗽,哮喘,背部软组织疼痛	斜刺0.5~0.8寸
心俞	在第5胸椎棘突下,后正中线旁开1.5寸	心绞痛,心律不齐,神经衰弱,癫痫,癔病	斜刺0.5~0.8寸
膈俞	第7胸椎棘突下,后正中线旁开1.5寸	慢性出血,贫血,胃病,胆道感染,呃逆,食道痉挛,呕吐,咳嗽,哮喘,脊背痛,膈肌瘫痪	斜刺0.5~0.8寸
肝俞	第9胸椎棘突,后正中线旁开1.5寸	肝胆病,胃病,神经衰弱,近视,青光眼,视力障碍,胸胁痛,腰背痛	斜刺0.5~0.8寸
胆俞	第10胸椎棘突下,后正中线旁开1.5寸	肝胆病,胆石症,胸胁痛,腰背痛	斜刺0.5~0.8寸
脾俞	第11胸椎棘突下,后正中线旁开1.5寸	胃病,肝炎,消化不良,慢性腹泻,疟疾,月经过多,慢性出血性疾病,贫血,浮肿,神经衰弱	斜刺0.5~0.8寸
胃俞	第12胸椎棘突下,后正中线旁开1.5寸	胃痛,消化不良,呕吐,胃下垂,慢性腹泻,腹肌瘫痪	斜刺0.5~0.8寸

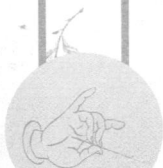

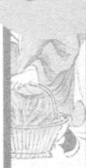

穴名	定位	主治	针法
肾俞	第2腰椎棘突下，后正中线旁开1.5寸	尿频痛，尿潴留，遗精，阳痿，早泄，月经过多，小腹疼痛，肾虚气喘，慢性腹泻，耳聋，耳鸣，腰背痛	直刺0.5~1寸
大肠俞	第4腰椎棘突下，后正中线旁开1.5寸	痢疾，腹泻，便秘，腰背痛，腰扭伤，腰腿痛	直刺0.8~1.2寸
膀胱俞	横平第2骶后孔，骶正中线嵴旁开1.5寸	腰骶痛，小便不利，尿血，尿潴留，遗尿	直刺或斜刺0.8~1.2寸
次髎	正对第2骶后孔中	痛经，月经过多，胎位不正，小便不利，小腹疼痛，尿潴留，遗精，阳痿，早泄，直肠脱垂，腰骶痛	直刺1~1.5寸
委中	腘窝横纹中点	腰腿痛，腰扭伤，下肢瘫痪，膝关节及周围疼痛，高热，抽搐	直刺0.5~1寸，或用三棱针点刺腘静脉出血
志室	第2腰椎棘突下，后正中线旁开3寸	肾炎，遗精，阳痿，早泄，腰痛	斜刺0.5~0.8寸
秩边	横平第4骶后孔，骶正中嵴旁开3寸	腰骶痛，腰腿痛，下肢瘫痪	直刺1.5~2寸
承山	在小腿后，腓肠肌两肌腹与肌腱交角处	腰腿痛，腓肠肌痉挛，下肢瘫痪，痔疮，脱肛	直刺1~2寸
飞扬	昆仑直上7寸，腓肠肌外下缘与跟腱移行处	头痛，腰痛，腰腿无力，浮肿，尿少	直刺1~1.5寸
昆仑	外踝尖与跟腱之间的凹陷中	头痛，项强痛，背腰痛，滞产，癫痫，下肢后面及踝关节疼痛	直刺0.5~0.8寸
申脉	外踝尖直下，外踝下缘与跟骨之间凹陷中	头痛，癫痫，失眠，踝关节痛	直刺0.3~0.5寸
至阴	足小趾末节外侧，趾甲根角侧后方0.1寸	胎位不正（灸），难产，头痛	浅刺0.1寸

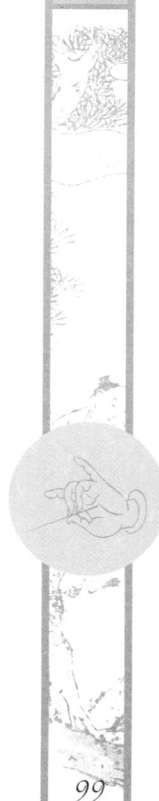

睛明

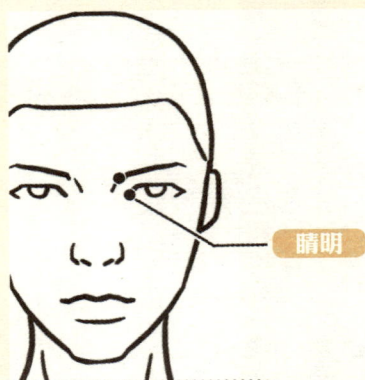

眼内眦的上方 0.1 寸，靠近眼眶骨内缘处。

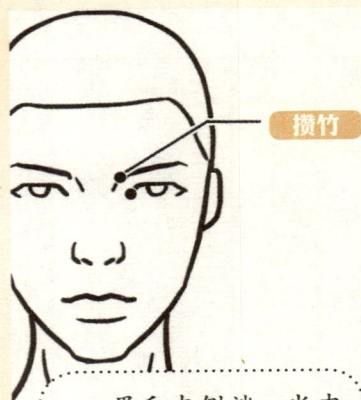

攒竹

眉毛内侧端，当内眦角直上定穴。

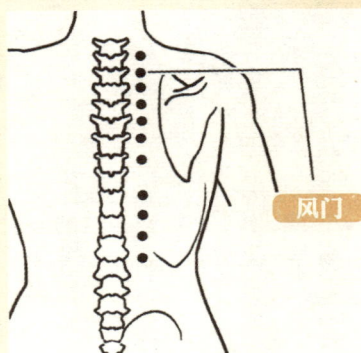

风门

第 2 胸椎棘突下，后正中线旁开 1.5 寸。

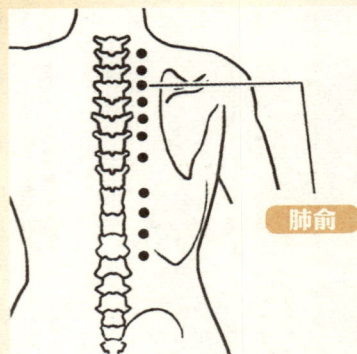

肺俞

第 3 胸椎棘突下，后正中线旁开 1.5 寸。

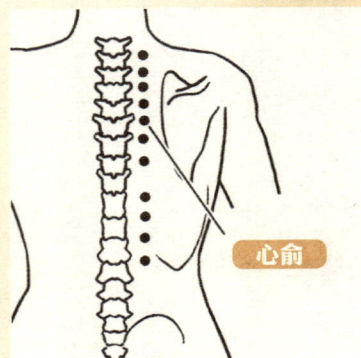

心俞

在第 5 胸椎棘突下，后正中线旁开 1.5 寸。

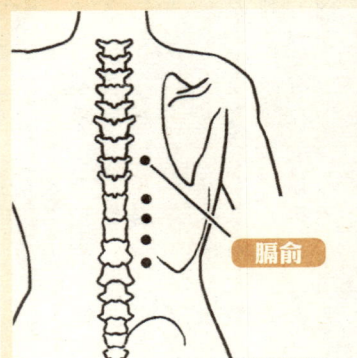

膈俞

第 7 胸椎棘突下，后正中线旁开 1.5 寸。

肝俞

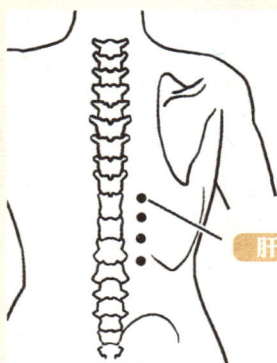

第 9 胸椎棘突下，后正中线旁开 1.5 寸。

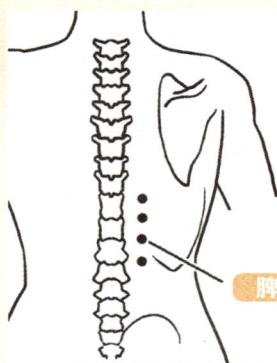

脾俞

第 11 胸椎棘突下，后正中线旁开 1.5 寸。

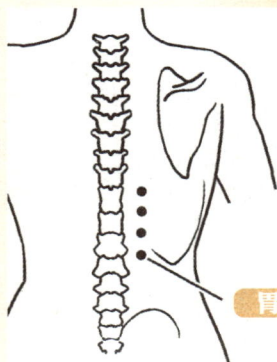

胃俞

第 12 胸椎棘突下，后正中线旁开 1.5 寸。

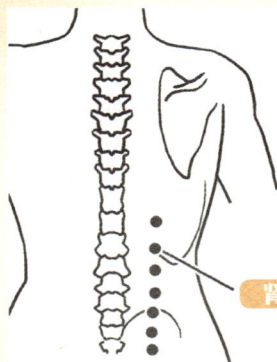

肾俞

第 2 腰椎棘突下，后正中线旁开 1.5 寸。

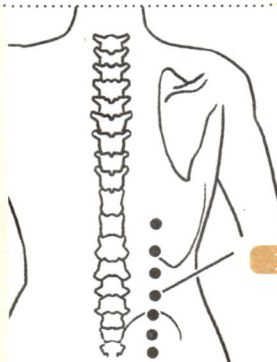

大肠俞

第 4 腰椎棘突下，后正中线旁开 1.5 寸。

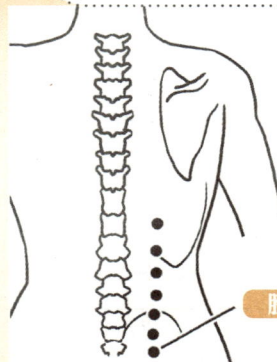

膀胱俞

横平第 2 骶后孔，骶正中嵴旁开 1.5 寸。

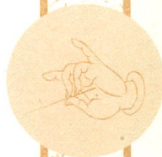

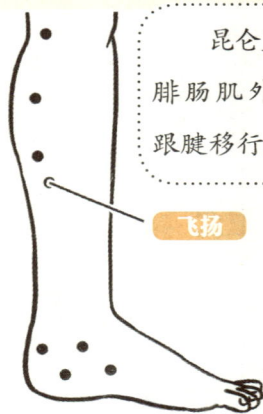

昆仑直上7寸，腓肠肌外下缘与跟腱移行处。

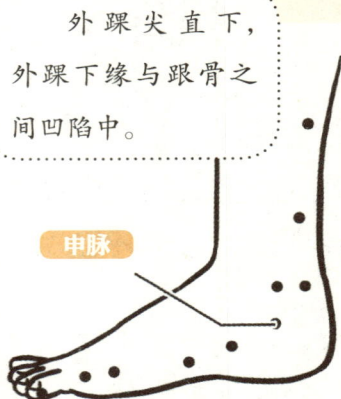

飞扬

外踝尖直下，外踝下缘与跟骨之间凹陷中。

申脉

腘窝横纹中点。

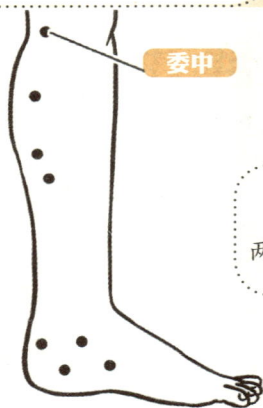

委中

在小腿后，腓肠肌两肌腹与肌腱交角处。

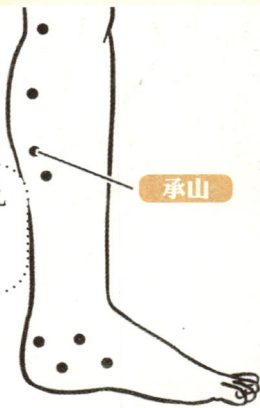

承山

【学习提示】

足太阳膀胱经穴歌

足太阳经六十七，晴明目内红肉藏，攒竹眉冲与曲差，五处寸半上承光，
通天络却玉枕昂，天柱后际大筋处，大杼夹脊第一行，风门肺俞厥阴俞，
心俞督俞膈俞强，肝胆脾胃三焦肾，气海大肠关小肠，膀胱中膂白环量；
上髎次髎中复下，一空二空腰髁当，会阳阴尾骨外取，承扶臀横纹中央，
殷门浮郄委阳外，委中胭纹合膀胱。经脉至胭复上背，附分夹脊第二行，
魄户膏肓神堂走，谚语膈关魂门当，阳纲意舍易胃仓，肓门志室续胞肓，
二十一椎秩边场，小腿合阳承筋乡，承山飞扬踝跗阳，昆仑仆参申脉忙，
金门京骨束骨忙，通谷至阴小趾旁。

足厥阴肝经的腧穴定位与主治疾病

足厥阴肝经起于足大趾爪甲后丛毛处（大敦），沿足背内侧向上，经过内踝前（中封），上行小腿内侧（经过足太阴脾经的三阴交），至内踝上 8 寸处，交出于足太阴脾经之后，至膝内侧（曲泉），沿大腿内侧，进入阴毛中，环绕过阴部，至小腹，挟胃两旁，属于肝，络于胆，向上通过横膈，分布于胁肋部，沿气管之后，向上进入鼻咽部，连接目系（眼球连系于脑的部位），向上经前额到达巅顶与督脉交会。其支脉从目系下行颊里，环绕唇内。另一支脉从肝分出，通过横膈，向上流注于肺，与手太阴肺经相接

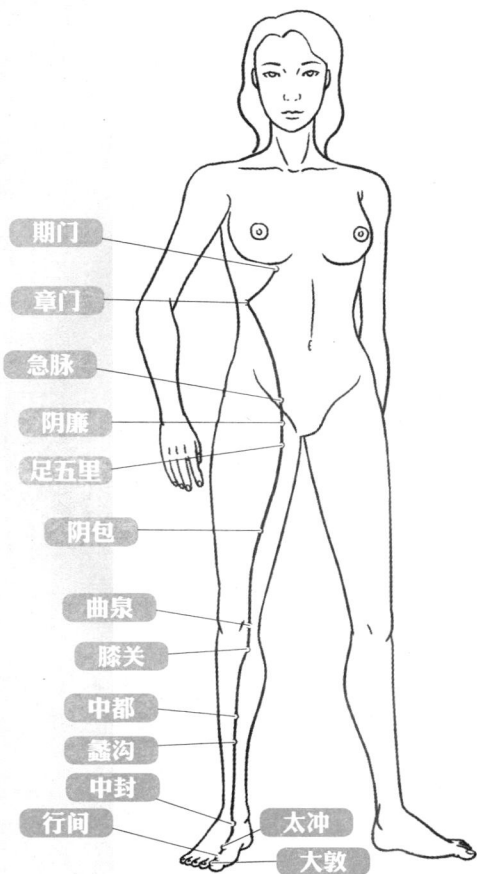

期门
章门
急脉
阴廉
足五里
阴包
曲泉
膝关
中都
蠡沟
中封
行间
太冲
大敦

穴名	定位	主治	针法
大敦	足大趾末节外侧趾甲根角侧后方0.1寸	睾丸肿痛，外阴部瘙痒、疼痛，肠疝痛，尿失禁	浅刺0.1寸，或点刺出血
行间	在足背，第1、2趾间，趾蹼缘后方赤白肉际处	头痛，眩晕，面瘫，面肌痉挛，目红肿痛，近视，青光眼，视力障碍，癫痫，小儿惊风，痛经，月经过多，遗尿，睾丸肿痛	直刺0.5~0.8寸
太冲	足背第1、2跖骨结合部前的凹陷处	头痛，眩晕，高血压病，面瘫，面肌痉挛，中风，癫痫，高热抽搐，小儿惊风，胁痛	直刺0.5~0.8寸
蠡沟	内踝尖上5寸，胫骨内侧面的中央	月经不调，小便不利，小腿酸痛，疝痛	平刺0.5~0.8寸
章门	在11肋游离端的下缘处	腹泻，消化不良，腰背、胁肋痛	直刺或斜刺0.5~0.8寸
期门	在胸部第6肋间隙中，前正中线旁开4寸	胸胁痛	斜刺或平刺0.5~0.8寸

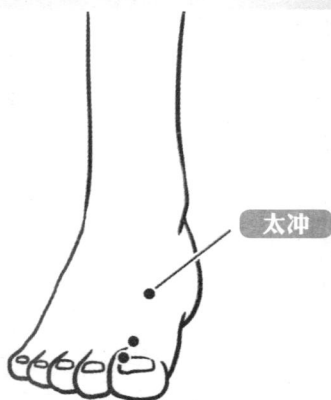

太冲

足背第1、2跖骨结合部前的凹陷处。

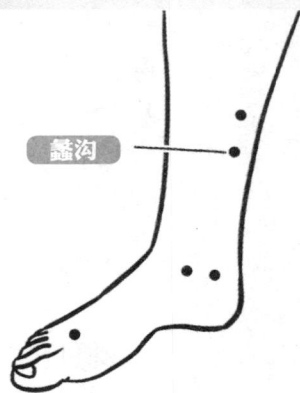

蠡沟

内踝尖上5寸，胫骨内侧面的中央。

章门

期门

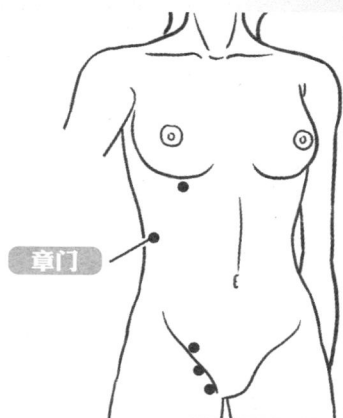

在 11 肋游离端的下缘处。

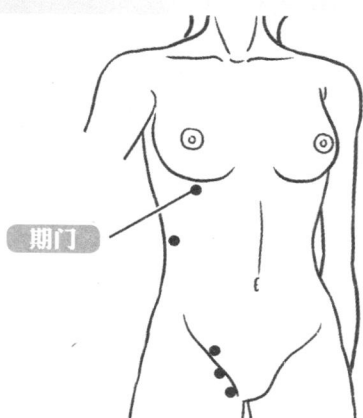

在胸部第 6 肋间隙中，前正中线旁开 4 寸。

【学习提示】

足厥阴肝经穴歌

一十四穴足厥阴，大敦行间太冲侵，中封蠡沟中都近，膝关曲泉阴包临，

五里阴廉急脉穴，章门常对期门深。

足少阳胆经的腧穴定位与主治疾病

足少阳胆经起于目外眦（瞳子髎），上至额角（颔厌），下行到耳后（完骨），再折回上行，经额部至眉上（阳白），又向后折至风池穴，沿颈下行至肩上，交出手少阳经之后，下入锁骨上窝。其一分支从目外眦分出，下行至大迎穴，同手少阳经分布于面颊部的支脉相合，行至目眦下，向下的经脉经颊车下行至颈部，与前脉会合于锁骨上窝，穿过膈肌，络肝，属胆，沿胁里浅出气街，经过外阴部毛际，横向至环跳穴处。直行向下的经脉从锁骨上窝下行至腋，沿胸侧，过季胁，下行至环跳穴处与前脉会合，再向下沿大腿外侧、膝关节外缘，行于腓骨前面，直下至腓骨下端，浅出外踝之前，沿足背行出于足第 4 趾外侧

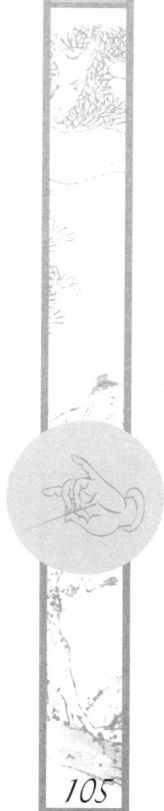

端（足窍阴）。耳部的支脉从耳后进入耳中，出走耳前，到目外眦后方。足背部的支脉从足背上分出，沿着第1、2跖骨之间，出于大趾端，回过来通过爪甲，出于趾背毫毛部与足厥阴肝经相接。

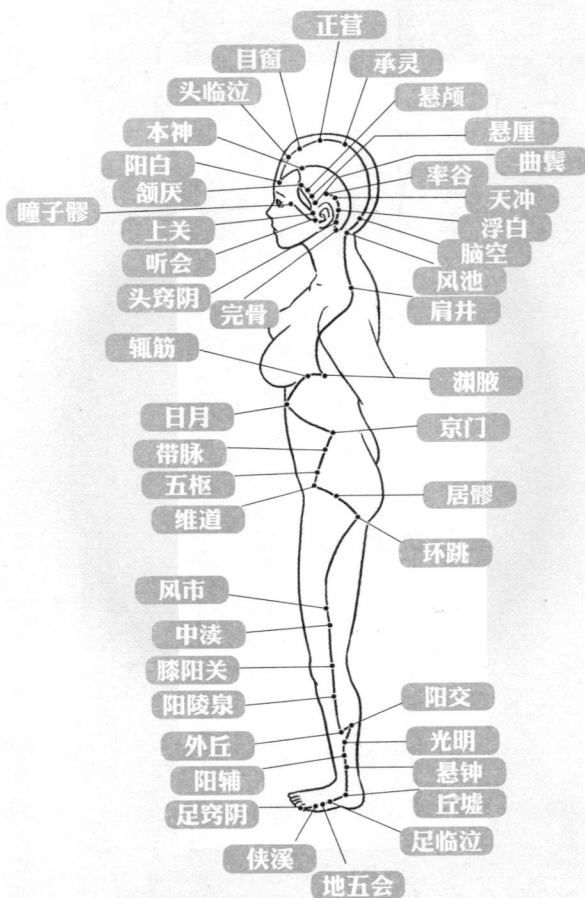

穴名	定位	主治	针法
瞳子髎	目外眦外侧0.5寸凹陷中	偏头痛，目红肿痛，近视，视神经萎缩	平刺0.3～0.5寸，或点刺出血
率谷	耳尖直上入发际1.5寸	偏头痛	平刺0.5～0.8寸
头临泣	前发际上0.5寸，瞳孔直上	头痛，目疾，鼻塞	平刺0.5～0.8寸

穴名	定位	主治	针法
风池	枕骨之下，斜方肌上端和胸锁乳突肌上端之间的凹陷中	感冒，眩晕，头项痛，失眠，高血压病，目红肿痛，近视，视力障碍	针尖微下，向鼻尖方向斜刺0.5～0.8寸，或平刺透风府穴
肩井	第7颈椎棘突与肩峰最外侧点连线的中点处	肩背部痛，乳房红肿痛	直刺0.5～0.8寸
日月	在胸部第7肋间隙中，前正中线旁开4寸	胁肋痛，呕吐，吞酸，肝炎，呃逆	斜刺或平刺0.5～0.8寸
环跳	股骨大转子最凸点与骶管裂孔连线中1/3与外1/3的交界处	下肢疼痛、麻痹、瘫痪	直刺2～3寸
风市	在股部，当直立垂手时中指止点处取之	下肢关节痛，下肢麻痹、瘫痪、疼痛，风疹	直刺1～1.5寸
阳陵泉	腓骨头前下方凹陷处	肝胆病，胸胁痛，下肢痛，膝关节及小腿外侧疼痛，下肢麻痹、瘫痪，高热抽搐	直刺1～1.5寸
悬钟	外踝尖上3寸，腓骨前缘	落枕，小儿麻痹足内翻，下肢瘫痪，风湿痛，踝关节痛，下肢麻木、感觉异常、疼痛	直刺0.5～1寸
丘墟	外踝前下方，当趾长伸肌腱外侧凹陷中定穴	胃病，吐酸，疟疾，胁下痛，腰腿痛，外踝及其周围痛	直刺0.5～0.8寸
足临泣	第4、5跖骨结合部前方凹陷中，当第5趾长伸肌腱外侧取穴	头痛，近视，目红肿痛，耳聋，胁痛，乳腺红肿痛，下肢外侧及足部痛	直刺0.3～0.5寸
足窍阴	足第4趾末节外侧，趾甲根角侧后方0.1寸	胸膜炎，哮喘，头痛，咽喉炎	浅刺0.1寸，或点刺出血

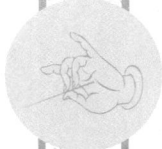

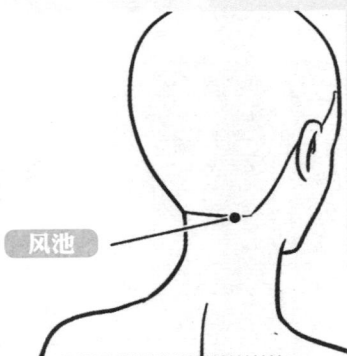

风池

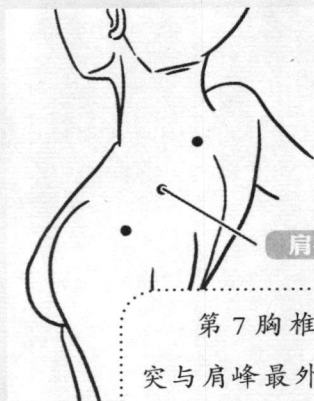

肩井

枕骨之下，斜方肌上端和胸锁乳突肌上端之间的凹陷中。

第7胸椎棘突与肩峰最外侧点连线的中点处。

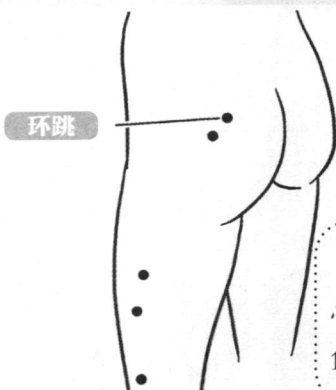

环跳

腓骨头前下方凹陷处。

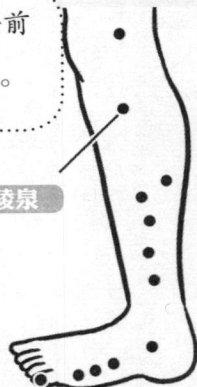

阳陵泉

股骨大转子最凸点与骶管裂孔连线中1/3与外1/3的交界处。

外踝尖上3寸，腓骨前缘。

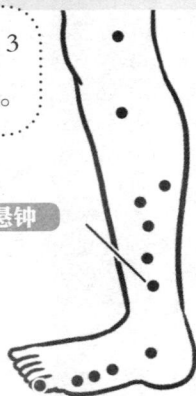

悬钟

第4、5跖骨结合部前方凹陷中，当第5趾长伸肌腱外侧取穴。

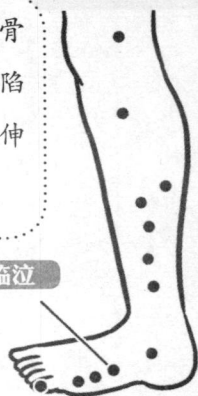

足临泣

【学习提示】

足少阳胆经穴歌

足少阳经瞳子髎，四十四穴行迢迢，听会上关颔厌集，悬颅悬厘曲鬓翘，
率谷天冲浮白次，窍阴完骨本神邀，阳白临泣目窗避，正营承灵脑空摇，
风池肩井渊腋部，辄筋日月京门标，带脉五枢维道迟，居髎环跳风市招，
中渎阳关阳陵穴，阳交外丘光明窗，阳辅悬钟丘墟外，足临泣与地五会，
侠溪窍阴四趾端。

任脉的腧穴定位与主治疾病

　　任脉起于小腹内，
下出会阴部（会阴），经
阴阜，沿腹部正中线向
上经过关元等穴，到达
咽喉部（天突），再上行
到达下唇内，环绕口唇，
交会于督脉之龈交穴，
再分别通过鼻翼两旁，
上至眼眶下（承泣），交
于足阳明经。

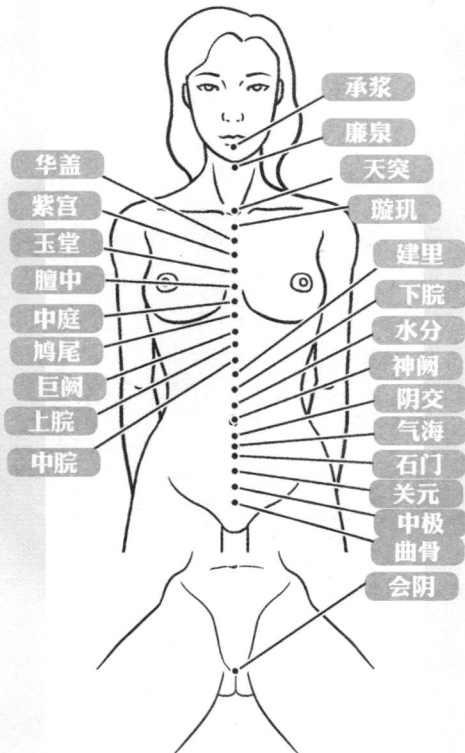

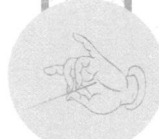

华盖　紫宫　玉堂　膻中　中庭　鸠尾　巨阙　上脘　中脘

承浆　廉泉　天突　璇玑　建里　下脘　水分　神阙　阴交　气海　石门　关元　中极　曲骨　会阴

穴名	定位	主治	针法
中极	前正中线上，脐下4寸	小便不利，尿潴留，遗尿，痛经，月经不调，小腹疼痛，子宫脱垂，外阴瘙痒	直刺1～1.5寸
关元	前正中线上，脐下3寸	遗精，阳痿，早泄，月经不调，痛经，小腹疼痛，尿潴留，子宫脱垂，遗尿，腹痛，腹泻，休克，中暑，肾虚气喘，全身衰弱	直刺1～1.5寸
气海	前正中线上，脐下1.5寸	腹胀，腹痛，腹泻，小便不利，尿潴留，遗尿，遗精，阳痿，早泄，痛经，月经不调，子宫脱垂，脱肛，胃下垂，休克，全身衰弱	直刺1～1.5寸
神阙	脐窝正中	肠鸣，腹胀，腹痛，泄泻，虚脱证	禁刺，宜灸
中脘	前正中线上，脐上4寸	溃疡病，胃痉挛，胃下垂，胃炎，呕吐，呃逆，食欲不振	直刺1～1.5寸
膻中	前正中线上，横平第4肋间隙，正当两乳之间	心痛，胸痛，胸闷，呃逆，咳嗽，哮喘，乳汁分泌减少，乳腺炎	平刺0.3～0.5寸
廉泉	喉结上方，舌骨上缘凹陷中，前正中线上	失语，舌强语言不利，吞咽困难，暴喑，咽喉不适	向舌根斜刺0.5～0.8寸

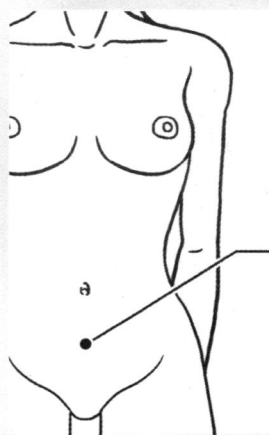

关元

前正中线上，脐下3寸。

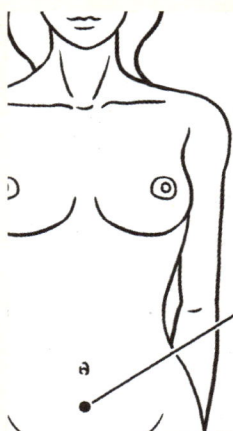

气海

前正中线上，脐下1.5寸。

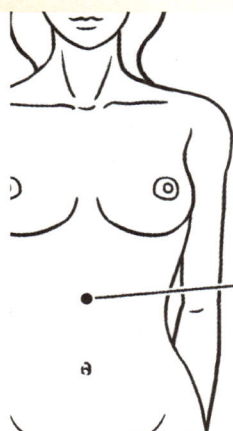

中脘

前正中线上，脐上4寸。

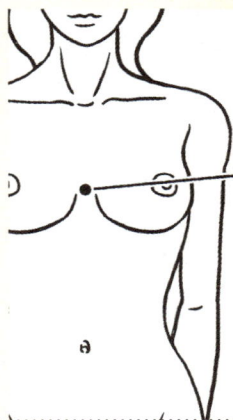

膻中

前正中线上，横平第4肋间隙，正当两乳之间。

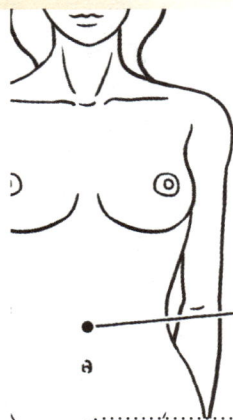

下脘

前正中线上，脐上2寸。

【学习提示】

任脉穴歌

任脉二四起会阴，曲骨中极关元针，石门气海阴交生，神阙一寸上水分，下脘建里中上脘，巨阙鸠尾步中庭，膻中玉堂连紫宫，华盖璇玑天突逢，廉泉承浆任脉终。

督脉的腧穴定位与主治疾病

督脉起于小腹内，下出会阴部，向后行于腰背正中至尾骶部的长强穴，沿脊柱上行，经项后部至风府穴，进入脑内，沿头部正中线，上行至巅顶（百会），经前额下行鼻柱至鼻尖的素髎穴，过人中，止于唇系带处（龈交）。

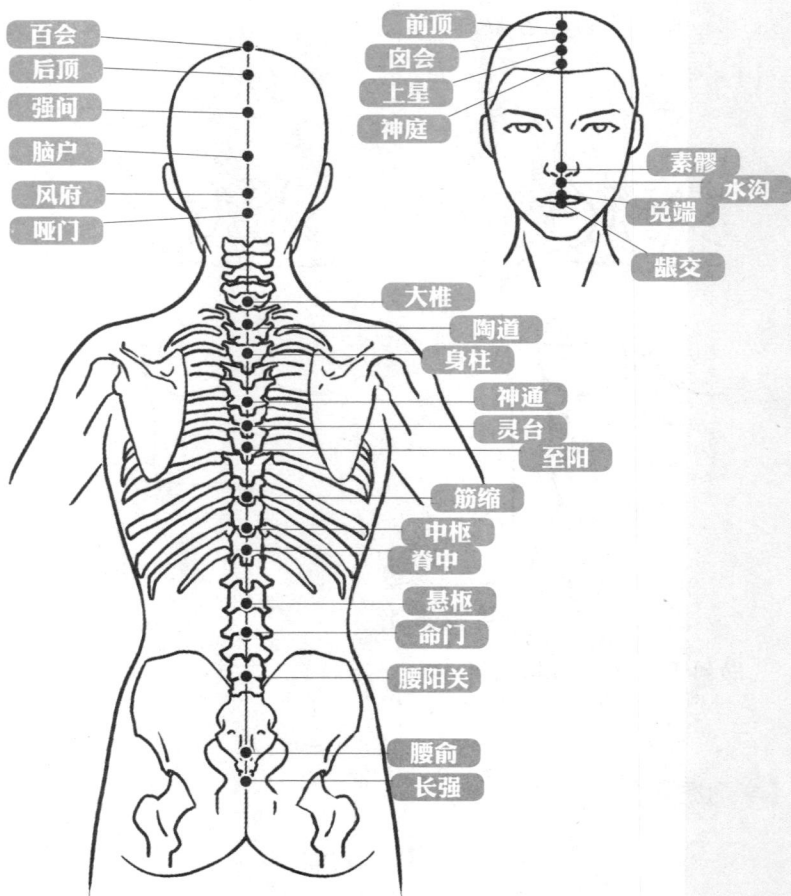

百会
后顶
强间
脑户
风府
哑门

前顶
囟会
上星
神庭

素髎
水沟
兑端
龈交

大椎
陶道
身柱
神通
灵台
至阳
筋缩
中枢
脊中
悬枢
命门
腰阳关
腰俞
长强

穴名	定位	主治	针法
腰阳关	第4腰椎棘突下凹陷中，后正中线上	腰痛，下肢瘫痪，月经不调，遗精，阳痿	直刺0.5~1寸
命门	第2腰椎棘突下凹陷中，后正中线上	慢性腰痛，遗精，阳痿，早泄，月经不调，慢性腹泻	直刺0.5~1寸
大椎	第7颈椎棘突下凹陷中，后正中线上	中暑，疟疾，热病，精神病，癫痫，咳嗽，哮喘，荨麻疹，项背疼痛	向上斜刺1~1.5寸
哑门	第2颈椎棘突上际凹陷中，后正中线上	中风后遗症，癔症，癫痫，脑震荡后遗症，呕吐，咽喉不适，聋哑	伏案正坐，头微前倾，项部放松，向下颌方向缓慢刺入0.5~1寸。不可向上深刺，以免刺入枕骨大孔，伤及延髓
风府	在枕外隆凸直下，两侧斜方肌之间的凹陷中	感冒，头痛，项强，中风后遗症，癫狂，咽喉不适	伏案正坐，头微前倾，项部放松，向下颌方向缓慢刺入0.5~1寸。不可向上深刺，以免刺入枕骨大孔，伤及延髓
百会	前发际正中直上5寸，约当两侧耳尖连线中点的头顶部	头痛，眩晕，癔病，癫痫，昏厥（灸），子宫脱垂（灸），脱肛（灸）	平刺0.5~0.8寸
神庭	前发际正中直上0.5寸	头痛，眩晕，鼻塞流涕，癫痫，惊悸，失眠	平刺0.5~0.8寸
水沟	人中沟的上1/3与中1/3交点处	中风、昏迷、晕厥、中暑等急危重症，为急救要穴；癔病、癫狂痫等神志病证；口喎，牙关紧闭；腰脊强痛	向上斜刺0.3~0.5寸或用指甲掐按；一般不灸

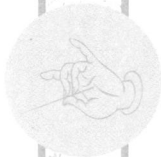

腰阳关

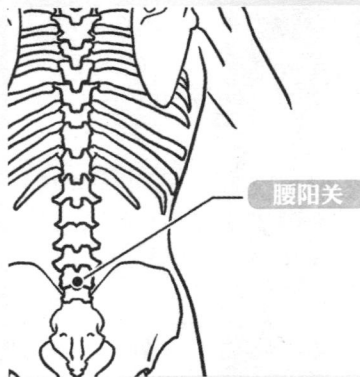

第 4 腰椎棘突下凹陷中，后正中线上。

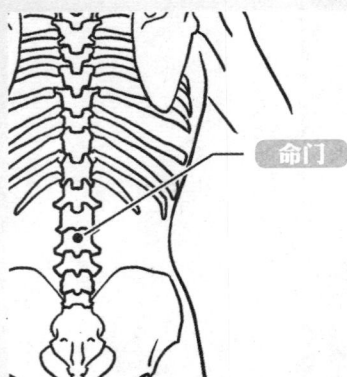

命门

第 2 腰椎棘突下凹陷中，后正中线上。

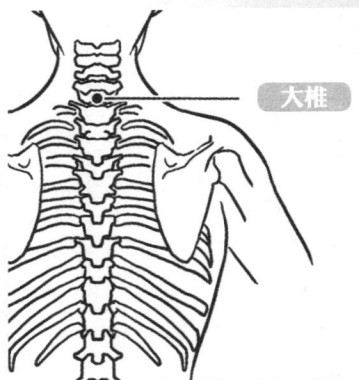

大椎

第 7 颈椎棘突下凹陷中，后正中线上。

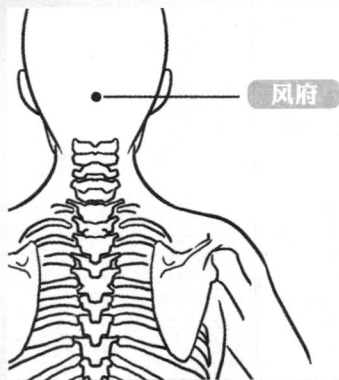

风府

在枕外隆凸直下，两侧斜方肌之间的凹陷中。

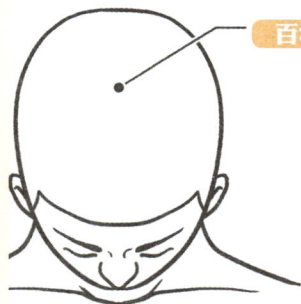

百汇

前发际正中直上 5 寸，约当两侧耳尖连线中点的头顶部。

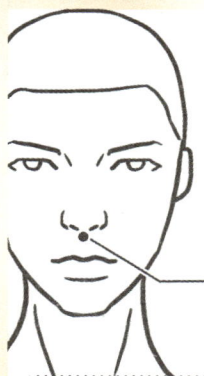

水沟

人中沟的上 1/3 与中 1/3 交点处。

【学习提示】

督脉穴歌

督脉二八行于脊，长强腰俞阳关密，命门悬枢接脊中，中枢筋缩至阳逸，
六灵五神三身柱，陶道大椎平肩列，哑门风府上脑户，强间后顶百会率，
前顶囟会下上星，神庭素髎水沟系；兑端开口唇中央，龈交唇内齿缝位。
常用奇穴的定位与主治疾病。

常用奇穴的定位与主治疾病

穴名	定位	主治
四神聪	百会前后左右各1寸，共4穴	神志病，目疾
印堂	两眉头的中间	神志病，头痛，眩晕，鼻病
太阳	眉梢与目外眦之间，向后约1横指的凹陷处	头痛，面瘫，目疾

穴名	定位	主治
定喘	第7颈椎棘突下，后正中线旁开0.5寸	哮喘，咳嗽，肩背痛，落枕
夹脊	第1胸椎至第5腰椎棘突下两侧，后正中线旁开0.5寸，一侧17穴，左右共34穴	上胸部穴位治疗心肺、上肢疾病；下胸部穴位治疗胃肠疾病；腰部穴位治疗腰腹及下肢疾病
胃脘下俞	第8胸椎棘突下，后正中线旁开1.5寸	胃痛，腹痛，胸胁痛，消渴
腰眼	第4腰椎棘突下，后正中线旁开3.5寸凹陷中	腰痛，月经不调，带下，虚劳
外劳宫	在手背，第2、3掌骨间，指掌关节后约0.5寸	落枕，手臂肿痛，脐风
八邪	在手背，微握拳，第1至第5指间，指蹼缘后方赤白肉际处，左右共8穴	手背肿痛，手指麻木，烦热，目痛，毒蛇咬伤
十宣	手十指尖端，距指甲游离缘0.1寸，左右共10穴	昏迷，癫痫，高热，咽喉肿痛，手指麻木
膝眼	屈膝，髌韧带两侧凹陷处。在内侧的称内膝眼，在外侧的称外膝眼	膝痛，腿痛，脚气
胆囊	阳陵泉直下2寸	急、慢性胆囊炎，胆石症，胆道蛔虫症，下肢痿痹
阑尾	足三里直下2寸，胫骨前缘旁开1横指	急、慢性阑尾炎，消化不良，下肢痿痹

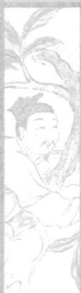

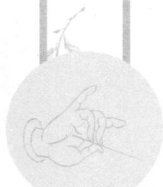

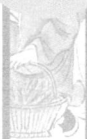

第五章
瞻前顾后——针刺前、中、后的注意要点

针具的选择

毫针的选择，现在多选用不锈钢针具。在临床应用前，首先要按照要求注意检查，以免在针刺施术过程中，给病人造成不必要的痛苦。

在选择毫针时，应根据病人的性别、年龄、形体的肥瘦、体质的强弱、病情的虚实、病变部位的表里浅深和所取腧穴所在的部位，选择长短、粗细适宜的针具。如男性体壮、形肥、病变部位较深者，可选稍粗、稍长的毫针；反之若女性体弱、形瘦、病变部位较浅者，就应选用较短、较细的针具。至于根据腧穴的所在具体部位进行选针时，一般是皮薄肉少之处和针刺较浅的腧穴，宜选用针身稍短、稍细的毫针；皮厚肉多而针刺宜深的腧穴，宜选用针身稍长、稍粗的毫针。临床上选针常以将针刺入腧穴应至之深度，而针身还应露在皮肤上稍许为宜。如应刺入 0.5 寸，可选 1 寸的毫针，应刺入 1 寸时，可选 1.5 ~ 2 寸的毫针。

针具器械消毒

1. 高压蒸气灭菌法

将毫针等针具用布包好，放在密闭的高压蒸气锅内灭菌。一般在 98 ~ 147kPa 的压强，115℃ ~ 123℃ 的高温下，保持 30 分钟以上，可达到消毒灭菌的要求。

2. 药液浸泡消毒法

将针具放入 75% 酒精内浸泡 30 ~ 60 分钟，取出用无菌巾或消毒棉球擦干后使用。也可置于器械消毒液内浸泡，如"84 消毒液"，可按规定浓度和时间进行浸泡消毒。直接和毫针接触的针盘、针管、针盒、镊

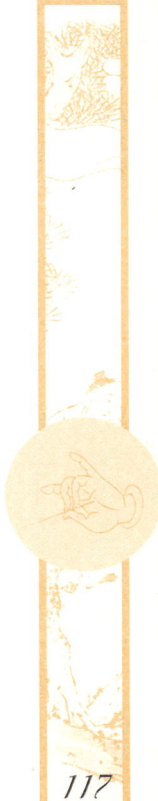

子等，可用戊二醛溶液（保尔康）浸泡 10 ～ 20 分钟，达到消毒目的时才能使用。经过消毒的毫针，必须放在消毒过的针盘内，并用消毒巾或消毒纱布遮盖好。

3. 煮沸消毒法

将毫针等器具用纱布包扎后，放在盛有清水的消毒煮锅内，进行煮沸。一般在水沸后再煮 15 ～ 20 分钟，可达到消毒目的。但煮沸消毒法易使锋利的金属器械锋刃变钝，如在水中加入重碳酸钠使成 2% 溶液，可以提高沸点至 120℃，从而可以降低沸水对器械的腐蚀作用。

医者手指消毒

在针刺前，医者应先用肥皂水将手洗刷干净，待干再用 75% 酒精棉球擦拭后，方可持针操作。

针刺部位消毒

在病人需要针刺的穴位皮肤上用 75% 酒精棉球擦拭消毒，或先用 2% 碘酊涂擦，稍干后，再用 75% 酒精棉球擦拭脱碘。擦拭时应从腧穴部位的中心点向外绕圈消毒。当穴位皮肤消毒后，切忌接触污物，保持洁净，防止重新污染。

体位的选择

针刺时病人选择适宜的体位，对于腧穴的正确定位、针刺的施术操作、持久的留针以及防止晕针、滞针、弯针甚至折针等都有重要的意义。选择适当体位以既有利于腧穴的正确定位，又便于针灸的施术操作和较长时间的留针而不致病人疲劳。

仰卧位	适宜于取头、面、胸、腹部腧穴和四肢部分腧穴
侧卧位	适宜取身体侧面少阳经腧穴和上、下肢部分腧穴
俯卧位	适宜于头、项、脊背、腰骶、下肢背侧和上肢部分腧穴
仰靠坐位	适宜于取前头、颜面和颈前等部位的腧穴
俯伏坐位	适宜于取后头和项、背部的腧穴
侧伏坐位	适宜于取头部的一侧、面颊及耳前后部位的腧穴

进针法

临床上在进行针刺操作时，一般用右手持针，以拇、食、中指挟持针柄，其状如手持笔，故称右手为"刺手"，左手爪切按压所刺部位或辅助针身，故称左手为"押手"。《难经·七十八难》说："知为针者信其左，不知为针者信其右。"

刺手的作用是掌握针具，施行手法操作。进针时，运指力于针尖，使针刺入皮肤，行针时便于左右捻转、上下提插和弹震刮搓以及出针时手法操作等。

押手的作用主要是固定腧穴的位置，夹持针身，协助刺手进针，使针身有所依附，保持针身垂直，力达针尖，以利于进针，减少刺痛和协助调节、控制针感。临床常用的进针方法有以下几种。

1．单手进针法

多用于较短的毫针。用右手拇、食指持针，中指端紧靠穴位，指腹抵住针体中部，当拇、食指向下用力时，中指也随之屈曲，将针刺入，直至所需的深度。此法三指并用，尤适宜于双手同时进针。此外，还有用拇、食指夹持针体，中指尖抵触穴位，拇、食指所夹持的针沿中指尖端迅速刺入，不施捻转。针入穴位后，中指即离开应针之穴，此时拇、食、中指可随意配合，施行补泻。

2．双手进针法

（1）指切进针法：又称爪切进针法，用左手拇指或食指端切按在腧

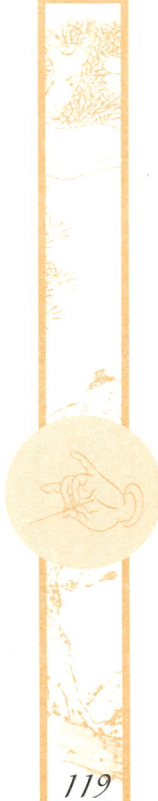

穴位置上，右手持针，紧靠左手指甲面将针刺入腧穴。此法多适用于短针的进针。

（2）夹持进针法：或称骈指进针法，即用严格消毒的左手拇、食两指夹住针身下端，将针尖固定在所刺腧穴的皮肤表面位置，右手捻动针柄，将针刺入腧穴。此法多适用于长针的进针。

（3）舒张进针法：用左手食、中二指或拇、食二指将所刺腧穴部位的皮肤向两侧撑开，使皮肤绷紧，右手持针，使针从左手食、中二指或拇、食二指的中间刺入。此法主要用于皮肤松弛的部位。

（4）提捏进针法：用左手拇、食二指将所刺腧穴部位的皮肤提起，右手持针，从捏起的上端将针刺入。此法主要用于皮肉浅薄部位的腧穴，如印堂穴等。

3. 针管进针法

将针先插入用玻璃、塑料或金属制成的比针短 3 分左右的小针管内，放在腧穴上，左手压紧针管，右手食指对准针柄弹击，使针尖迅速刺入皮肤，然后将针管去掉，再运用行针手法。此法进针不痛，多用于儿童和惧针者。还可用安装弹簧的特制进针器进针。

针刺的角度和深度

1. 针刺的角度

针刺的角度是指进针时针身与皮肤表面所形成的夹角。它是根据腧穴所在的位置和医者针刺时所要达到的目的结合起来而确定的，一般分为直刺、斜刺、平刺三种。

（1）直刺：指针身与皮肤表面呈 90 度垂直刺入。此法适用于人体大部分腧穴。

（2）斜刺：指针身与皮肤表面呈 45 度左右倾斜刺入。此法适用于肌肉浅薄处或内有重要脏器，或不宜直刺、深刺的腧穴。

（3）平刺：即横刺、沿皮刺，指针身与皮肤表面呈 15 度左右或沿皮以更小的角度刺入。此法适用于皮薄肉少部位的腧穴，如头部的腧穴等。

2. 针刺的深度

针刺的深度是指针身刺入人体内的深浅度数。每个腧穴的针刺深度，在腧穴各论中已有详述，在此仅从病人的年龄、体质、病情、部位等方面进行介绍。

（1）年龄：年老体弱，气血衰退，小儿娇嫩，稚阴稚阳，均不宜深刺；中青年身强体壮者，可适当深刺。

（2）体质：对形体瘦弱者，宜适当浅刺；形盛体强者，宜适当深刺。

（3）病情：阳证、新病宜浅刺；阴证、久病宜深刺。

（4）部位：头面、胸腹及皮薄肉少处的腧穴宜浅刺；四肢、臀、腹及肌肉丰厚处的腧穴宜深刺。

针刺的角度和深度关系极为密切，一般来说，深刺多用直刺，浅刺多用斜刺、平刺。对天突、风府、哑门等穴以及眼区、胸背和重要脏器部位的腧穴，尤其应注意掌握好针刺角度和深度。至于不同季节对针刺深浅的影响，也应予以重视。

行针手法

毫针刺入腧穴后，为了使病人产生针刺感应，或进一步调整针感的强弱，以及使针感向某一方向扩散、传导而采取的操作方法，称为"行针"，亦称"运针"。行针手法包括基本手法和辅助手法两类。

1. 基本手法

行针的基本手法是毫针刺法的基本动作，主要有提插法和捻转法两种。两种基本手法临床施术时既可单独应用，又可配合应用。

（1）提插法：将针刺入腧穴一定深度后，施以上提下插的操作手法。使针由浅层向下刺入深层的操作谓之插，从深层向上引退至浅层的操作谓之提，如此反复地上下纵向运动就构成了提插法。使用提插法时的指力一定要均匀一致，幅度不宜过大，一般以 3 ~ 5 分为宜，频率不宜过快，每分钟 60 次左右，保持针身垂直，不改变针刺角度、方向。通常认为行针时提插的幅度大、频率快，刺激量就大；提插的幅度小、频率慢，刺激量就小。

（2）捻转法：将针刺入腧穴一定深度后，施向前向后捻转动作使针在腧穴内反复前后来回旋转的行针手法。捻转角度的大小、频率的快慢、时间的长短等，需根据病人的体质、病情、腧穴的部位、针刺目的等具体情况而定。使用捻转法时，指力要均匀，角度要适当，一般应掌握在 180 度左右，不能单向捻转，否则针身易被肌纤维等缠绕，引起局部疼痛和导致滞针而使出针困难。一般认为捻转的角度大、频率快，刺激量就大；捻转的角度小、频率慢，刺激量就小。

2. 辅助手法

行针的辅助手法，是行针其本手法的补充，是以促使气和加强针刺感应为目的的操作手法。临床常用的行针辅助手法有以下 6 种。

（1）循法：医者用手指顺着经脉的循行路径，在腧穴的上下部轻柔地循按的方法。针刺不得气时，可以用循法催气。《针灸大成》指出："凡下针，若气不至，用指于所属部分经络之路，上下左右循之，使气血往来，上下均匀，针下自然气至沉紧。"说明此法可推动气血，激发经气，促使针后易于得气。

（2）弹柄法：针刺后在留针过程中，以手指轻弹针尾或针柄，使针体微微振动的方法称为弹柄法，以增强针感，助气运行。《针灸问对》载："如气不行，将针轻弹之，使气速行。"本法有催气、行气的作用。

（3）刮柄法：毫针刺入一定深度后，经气未至，用拇指或食指的指腹抵住针尾，用拇指、食指或中指指甲，由下而上或由上而下频频刮动针柄的方法称为刮柄法。本法在针刺不得气时用之可激发经气，如已得气者可以加强针刺感应的传导和扩散。

（4）摇柄法：毫针刺入一定深度后，手持针柄，将针轻轻摇动以行经气的方法称为摇柄法。《针灸问对》有"摇以行气"的记载。其法有二：一是直立针身而摇，以加强得气的感应；二是卧倒针身而摇，使经气向一定方向传导。

（5）飞法：《医学入门》载："以大指次指捻针，连搓三下，如手颤之状，谓之飞。"本法的作用在于催气、行气，并使针刺感应增强。

（6）震颤法：针刺入一定深度后，右手持针柄，用小幅度、快频率的提插、捻转手法，使针身轻微震颤的方法称震颤法。本法可促使针下得气，增强针刺感应。

什么是得气

得气，古称"气至"，近称"针感"，是指毫针刺入腧穴一定深度后，施以提插或捻转等行针手法，使针刺部位获得经气感应。

可以从两个方面分析判断针下是否得气，即病人对针刺的感觉、反应和医者对刺手指下的感觉。当针刺腧穴得气时，病人的针刺部位有酸胀、麻重等自觉反应，有时还出现热、凉、痒、痛、抽搐、蚁行等感觉，或呈现沿着一定的方向和部位传导和扩散的现象；少数病人还会出现循经性肌肤瞤动、震颤等反应，有的还可见到针刺腧穴部位的循经性皮疹带或红、白线状现象。当病人有自觉反应的同时，医者的刺手亦能体会到针下沉紧、涩滞或针体颤动等反应。若针刺后未得气，病人则无任何特殊感觉或反应，医者刺手亦感觉到针下空松、虚滑。正如《标幽赋》所说："轻滑慢而未来，沉涩紧而已至……气之至也，如鱼吞钩饵之浮沉；气未至也，如闲处幽堂之深邃。"这可以说是对得气与否所作的最形象的描述。

得气与否以及气至的迟速，不仅关系到针刺的治疗效果，而且可以借此判断疾病的预后。《灵枢·九针十二原》说："刺之要，气至而有效。"充分说明得气的重要意义。临床上一般是得气迅速时疗效较好，得气较慢时效果就差，若不得气时，就可能无治疗效果。《金针赋》也说："气速效速，气迟效迟。"因此，在临床上若刺之而不得气时，就要分析经气不至的原因。或因取穴定位不准确，或为针刺角度有误，深浅失度，对此，应重新调整针刺的部位、角度、深度，运用催气、候气方法。

《针灸大成》说："用针这法，以候气为先。"当针下不得气时，需取留针候气的方法等待气至。亦可采用间歇运针，施以提插、捻转等手法，以待气至。留针候气，要有耐心，不可操之过急。所谓催气是通过各种手法，催促经气速至的方法。《神应经》云："用大指及食指持针，细细动摇进退搓捻其针，如手颤之状，谓之催气。"此外，前面论述的辅助手法，如刮动针柄、弹摇针柄、沿经循摄等法，也都有催气的作用。

当针刺得气后，要注意守气，医者需采取守气方法，守住针下经气，以保持针感持久。《素问·宝命全形论》曰："经气已至，慎守勿失。"《灵枢·小针解》说："上守机者，知守气也……。针以得气，密意守气勿失也。"只有守住针下之气，才能使针刺对机体继续发挥调整作用。

毫针补泻手法

1. 单式补泻手法

	补法	泻法
捻转补泻	捻转角度小，用力轻，频率慢，操作时间短，结合拇指向前、食指向后（左转用力为主）	捻转角度大，用力重，频率快，操作时间长，结合拇指向后，食指向前（右转用力为主）
提插补泻	先浅后深，重插轻提，提插幅度小，频率慢，操作时间短，以下插用力为主	先深后浅，轻插重提，提插幅度大，频率快，操作时间长，以上提用力为主
疾徐补泻	进针时徐徐刺入，少捻转，疾速出针	进针时疾速刺入，多捻转，徐徐出针
迎随补泻	进针时针尖随着经脉循行去的方向刺入	进针时针尖迎着经脉循行来的方向刺入
呼吸补泻	病人呼气时进针，吸气时出针	病人吸气时进针，呼气时出针

	补法	泻法
开阖补泻	出针后迅速按针孔	出针时摇大针孔而不按压
平补平泻	进针得气后均匀地提插、捻转	

2. 复式补泻手法

（1）烧山火法：视腧穴的可刺深度分为浅、中、深三层（天、地、人三部），先浅后深，每层依次各作紧按慢提（或用捻转补法）九数，然后退至浅层，称为一度。如此反复操作数度，将针按至地部留针。在操作过程中，可配合呼吸补泻法中的补法。多用于治疗冷痹顽麻、虚寒性疾病等。

（2）透天凉法：针刺入后直插深层，按深、中、浅的顺序，在每一层中紧提慢按（或捻转泻法）六数，然后插针至深层，称为一度。如此反复操作数度，将针紧提至天部留针。在操作过程中，可配合呼吸补泻法中的泻法。多用于治疗热痹、急性痈肿等实热性疾病。

3. 影响针刺补泻的因素

（1）机体的功能状态：人体处在不同的病理状态下，针刺可以产生不同的调整作用，其补泻效果也迥然不同。若机体处于虚惫状态而呈虚证时，针刺可以起到补虚的作用；若机体处于邪盛而表现为实热、邪闭的实证时，针刺又可以泻邪，有清热启闭的泻实作用。例如，胃肠痉挛疼痛时，针刺可以止痉而使疼痛缓解；肠胃蠕动缓慢而呈弛缓时，针刺可以增强肠胃蠕动而使其功能恢复正常，故针刺具有双向性的良性调节作用。针刺补虚泻实的效果，与机体正气的盛衰，即功能状态有密切关系。

（2）腧穴作用的相对特异性：腧穴的主治功用，不仅具有普遍性，而且具有相对特异性。人体不少腧穴，如关元、气海、命门、膏肓等穴，都能鼓舞人体正气，促使功能旺盛，具有强壮作用，适宜于益损。此外，很多腧穴，如水沟、委中、十二井、十宣等穴，都能疏泄病邪，抑制人体功能亢进，具有祛邪作用，适宜于泻实。当施行针刺补泻时，应结合

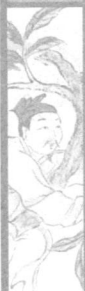

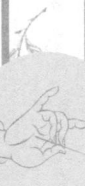

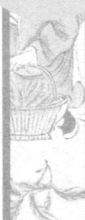

腧穴作用的相对特异性，以便取得较好的针刺补泻效果。

（3）针具及手法因素：针刺补泻的效果与使用的针具粗细、长短、刺入的角度、深度，行针时的手法等因素有直接关系。一般来说，用粗毫针的指力较重，刺激量大；用细毫针的指力较轻，刺激量就小。毫针刺入腧穴的角度、深度不同，其刺激的轻重程度也不同，一般直刺、深刺的量要大些，平刺、浅刺的量要小些。行针时的幅度、频率不同，与针刺手法轻重密切相关。提插幅度大、捻转角度大、频率快者，其刺激量就大；反之，其刺激量就小。行针手法的轻重与补泻手法操作是否准确都会影响针刺的补泻效应。

留针法

将针刺入腧穴并施行手法后，将针留置腧穴内称为留针。留针的目的是为了加强针刺的作用和便于继续行针施术。一般病症只要针下得气而施以适当的补泻手法后，即可出针或留针 10 ~ 20 分钟。但对一此特殊病症，如急性腹痛，破伤风，角弓反张，寒性、顽固性疼痛或痉挛性病症，即可适当延长留针时间，有时留针可达数小时，以便在留针过程中作间歇性行针，以增强、巩固疗效。在临床上留针与否或留针时间的长短，不可一概而论，应根据病人具体病情而定。

初学者通过纸垫和棉团的练针，掌握了一定的指力和手法后，可以在自己身上进行试针练习。自身试针时，要仔细体会手法与针感的关系、针尖刺达不同组织结构以及得气时持针手指的感觉。要求做到进针无痛、针身不弯、刺入顺利、行针自如、指力均匀、手法熟练、指感敏锐、针感出现快。

出针法

出针，又称起针、退针。在施行针刺手法或留针达到预定针刺目的和治疗要求后，即可出针。出针时一般是以左手拇、食两指持消毒干棉球轻轻按压于针刺部位，右手持针作轻微地小幅度捻转，并随势将针慢慢提至皮下（不可单手用力过猛），静留片刻，然后出针。出针时，依补泻的不同要求，分别采取"疾出"或"徐出"以及"疾按针孔"或"摇大针孔"的方法出针。出针后，除特殊需要外，都要用消毒棉球轻压针孔片刻，以防出血或针孔疼痛。当针退出后，要仔细查看针孔是否出血，询问针刺部位有无不适感，检查核对针数是否遗漏，还应注意有无晕针延迟反应现象。

晕针、滞针、血肿

晕针

【原因】病人精神紧张，体质虚弱，或疲劳、饥饿、大汗、大泻、大出血之后，或体位不当，或医者在针刺时手法过重，而致针刺时或留针过程中发生晕针。

【症状】病人突然出现精神疲倦，头晕目眩，面色苍白，恶心欲吐，多汗，心慌，四肢发冷，血压下降，脉象沉细，或神志昏迷，仆倒在地，唇甲青紫，二便失禁，脉微细欲绝。

【处理】立即停止针刺，将针全部起出，令病人平卧，头部稍低，注意保暖。轻者仰卧片刻，给饮温开水或糖水，即可恢复正常。重者在上述处理基础上，可指掐或针刺水沟、素髎、内关、足三里，灸百会、气海、关元、涌泉等穴，即可恢复。如仍不省人事，呼吸细微，脉细弱者，可考虑配合其他治疗或采用急救措施。

【预防】对于晕针应注意预防。如初次接受针灸治疗或精神过度紧张、身体虚弱者，应先做好解释工作，消除对针刺的顾虑，同时选择舒适持久的体位，最好采用卧位。选穴宜少，手法要轻。若饥饿、疲劳、大渴时，应令其进食、休息，饮水后再予针刺。医者在针刺过程中，要精神专一，随时注意观察病人的神色，询问病人的感觉。一旦发现病人有不适等晕针先兆时，应及时采取处理措施，防患于未然。

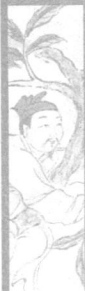

滞针

【原因】病人精神紧张，当针刺入腧穴后，病人局部肌肉强烈收缩；或行针时手法不当，向单一方向捻转太过，以致肌肉组织缠绕针体而成滞针；或留针时间过长，有时也可出现滞针。

【症状】针在体内，捻转不动，提插、出针均感困难，若勉强捻转、提插时，则病人疼痛加重。

【处理】若病人精神紧张，局部肌肉过度收缩时，可稍延长留针时间，或于滞针腧穴附近进行循按或叩弹针柄，或在其附近再刺一针，以宣散气血，而缓解肌肉的紧张。若行针不当，或单方向捻针而致者，可向相反方向将针捻回，并用刮柄、弹柄法，使缠绕的肌纤维回释，即可消除滞针。

【预防】对精神紧张者，应先做好解释工作，消除病人的顾虑。注意行针的操作手法，避免单向捻转。若用搓法时，应注意与提插法的配合，可避免肌纤维缠绕针身而防止滞针的发生。

血肿

【原因】针尖弯曲带钩，使皮肉受损，或刺伤血管所致。

【症状】出针后，针刺部位肿胀疼痛，继则皮肤呈现青紫色。

【处理】若微量的皮下出血而局部小块青紫时，一般不必处理，可自行消退。若局部肿胀疼痛较剧，青紫面积大而且影响到活动功能时，可先作冷敷止血后，再作热敷或在局部轻轻揉按，以促使局部瘀血消散吸收。

【预防】仔细检查针具，熟悉人体解剖部位，避开血管针刺，出针时立即用消毒干棉球按压针孔。

针刺注意事项

在针刺治疗时，应注意以下几个方面。

1. 病人在过于饥饿、疲劳、精神过度紧张时，不宜立即进行针刺。

对于气虚血亏的病人，针刺时手法不宜过强，并应尽量选用卧位。

2. 妇女怀孕3个月以内者，不宜针刺其小腹部的腧穴。若怀孕3个月以上者，其腹部、腰骶部腧穴也不宜针刺。至于三阴交、合谷、昆仑、至阴等一些通经活血的腧穴，在怀孕期应予禁刺。如妇女行经时，若非为了调经，亦不应针刺。

3. 小儿囟门未闭合时，头顶部的腧穴不宜针刺。

4. 常有自发性出血或损伤后出血不止的病人，不宜针刺。

5. 皮肤有感染、溃疡、瘢痕或肿瘤的部位，不宜针刺。

6. 对胸、胁、腰、背脏腑所居之处的腧穴，不宜直刺、深刺。肝、脾肿大及肺气肿病人更应注意。如刺胸、背、腋、胁、缺盆等部位的腧穴，若直刺过深，都有伤及肺脏的可能，使空气进入胸腔，导致创伤性气胸。轻者出现胸痛、胸闷、心慌、气短、呼吸不畅，重者则有呼吸困难、心跳加快、紫绀、汗出和血压下降等休克现象。体检时，可见患侧肋间隙变宽、胸部叩诊有过度反响、肺泡呼吸音减弱或者消失，甚则气管向健侧移位，如气窜至皮下，可于患侧颈部和胸前出现握雪音。X线胸透检查可进一步确诊，并可发现漏气多少和肺组织受压的情况。有些病人在针刺时并无明显异常现象，隔几小时后，才逐渐出现胸痛、胸闷、呼吸困难等症状，对此应及时采取治疗措施。因此，医生在进行针刺的过程中，精神必须高度集中，令病人选择适当的体位，严格掌握进针的深度、角度，以防止事故的发生。

7. 针刺眼区腧穴和项部的风府、哑门等穴以及脊椎部的腧穴，要注意掌握一定的角度，更不宜大幅度地提插、捻转和长时间地留针，以免伤及重要组织器官，产生严重的不良后果。

8. 对于尿潴留的病人，在针刺小腹部腧穴时，也应掌握适当的针刺方向、角度、深度等，以免误伤膀胱等器官，出现意外的事故。

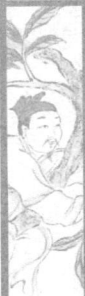

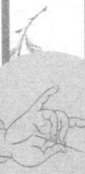

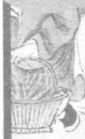

第六章
一"针"就灵——针灸的治疗原则

针灸治疗原则

针灸治疗原则可概括为补虚泻实、清热温寒、治病求本和三因制宜。

1. 补虚泻实就是扶助正气，祛除邪气

（1）虚则补之，陷下则灸之："虚则补之"就是说虚证的治疗原则是用补法。针刺治疗虚证用补法主要是通过针刺手法的补法、腧穴的选择和配伍等实现的。如在有关脏腑的背俞穴、原穴施行补法，或应用偏补性能的腧穴如关元、气海、命门、肾俞等，均可起到补益正气的作用。"陷下则灸之"，属于虚则补之的范畴，也就是说气虚下陷的治疗原则是以灸治为主。

（2）实则泻之，菀陈则除之："实则泻之"就是说实证的治疗原则是用泻法。针刺治疗实证用泻法主要是通过针刺手法的泻法、腧穴的选择和配伍等实现的。如在腧穴上施行捻转、提插、开阖等泻法，或应用偏泻性能的腧穴如十宣、水沟、素髎、丰隆、血海等，均可达到祛邪的目的。"菀陈则除之"是"实则泻之"的一种。"菀"同"瘀"，有瘀结、瘀滞之义。"陈"即"陈旧"，引申为时间长久。"菀陈"泛指经脉瘀阻之类的病证；"除"即"清除"，指清除瘀血的刺血疗法等。就是对经脉瘀阻不通引起的病证，宜采用三棱针点刺出血，达到活血化瘀的目的。

（3）不盛不虚以经取之："不盛不虚"并非病证本身无虚实可言，而是脏腑、经络的虚实表现不甚明显。治疗应按本经循经取穴。在针刺得气后，多采用平补平泻的针刺手法。

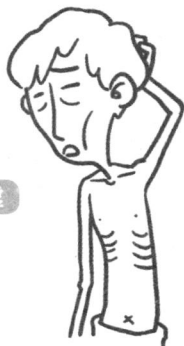
虚证补虚

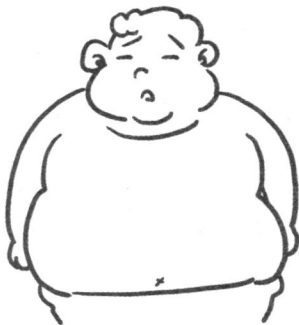
实证泻实

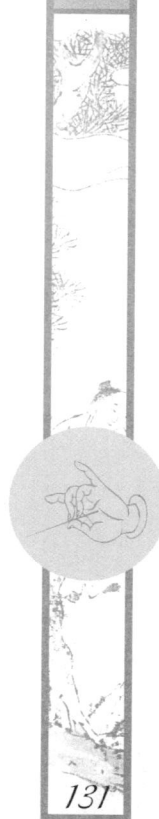

2. 清热温寒

"清热"就是热性病证治疗用"清"法；"温寒"是寒性病证治疗用"温"法。《灵枢·经脉》说："热则疾之，寒则留之。"这是针对热性病证和寒性病证制定的清热、温寒的治疗原则。

（1）热则疾之：即热性病证的治疗原则是浅刺疾出或点刺出血，手法宜轻而快，可以不留针或针用泻法，以清泻热毒。

（2）寒则留之：即寒性病证的治疗原则是深刺而久留针，以达温经散寒的目的。因寒性凝滞而主收引，针刺时不易得气，故应留针候气，或加艾灸更能助阳散寒，使阳气得复，寒邪乃散。如果邪在表，留于经络者，艾灸法较为相宜；若寒邪在里，凝滞脏腑，则针刺应深而久留，或配合"烧山火"针刺手法，或加用艾灸，以温针法最为适宜。

3. 治病求本

治病求本指在治疗疾病时要抓住疾病的根本原因，采取针对性的治疗方法。

（1）急则治标：就是当标病处于紧急的情况下，首先要治疗标病，

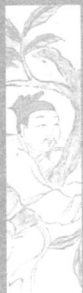

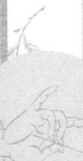

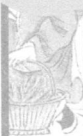

这是在特殊情况下采取的一种权宜之法，目的在于抢救生命或缓解病人的急迫症状，为治疗本病创造有利的条件。例如，不论任何原因引起的高热抽搐，应当首先针刺大椎、水沟、合谷、太冲等穴，以泻热、开窍、息风止痉。

（2）缓则治本：在大多数情况下，治疗疾病都要坚持"治病求本"的原则，尤其对于慢性病和急性病的恢复期有重要的指导意义。正如《素问·阴阳应象大论》所说"治病必求于本。"正虚者固其本，邪盛者去其邪；治其病因，症状可除；治其先病，后病可解。如肾阳虚引起的五更泄，泄泻为标，肾阳不足为本，治宜灸气海、关元、命门、肾俞。

（3）标本同治：在临床上也可见到标病和本病并重的情况，这时我们应当采取标本同治的方法。如体虚感冒，如果一味地解表可使机体正气更虚，而单纯扶正则可能留邪。因此，应当益气解表，其中益气为治本，解表为治标，宜补足三里、关元，泻合谷、风池、列缺。

4. 三因制宜

"三因制宜"指因时、因地、因人制宜，即根据病人所处的季节（包括时辰）、地理环境和个人的具体情况，而制定适宜的治疗方法。

（1）因时制宜：四时气候的变化对人体的生理功能和病理变化有一定的影响。如春夏之季，阳气升发，人体气血趋向体表，病邪伤人多在浅表；秋冬之季，人体气血潜藏于内，病邪伤人多在深部。故治疗上春夏宜浅刺，秋冬深刺。因时制宜还包括针对某些疾病的发作或加重的规律而选择有效的治疗时机。

（2）因地制宜：由于地理环境、气候条件，人体的生理功能、病理特点也有所区别，治疗应有差异。如在寒冷的地区，治疗多用温灸，而且应用壮数较多；在温热地区，应用灸法较少。

（3）因人制宜：就是根据病人的性别、年龄、体质等不同特点而制定适宜的治疗方法。人体由于性别、年龄不同，针刺方法也有差别。如妇人以血为用，在治疗妇人病时要多考虑调理冲脉（血海）、任脉等。此外，病人个体差异更是决定针灸治疗方法的重要因素，如体质虚弱、皮肤薄嫩、对针刺较敏感者，针刺手法宜轻；体质强壮、皮肤粗厚、针感较迟钝者，针刺手法可重些。

针灸治疗作用

1. 疏通经络

针灸疏通经络作用就是使瘀阻的经络通畅而发挥其正常生理功能，是针灸最基本和最直接的治疗作用。经络不通，气血运行受阻，其临床常常表现为疼痛、麻木、肿胀、瘀斑等症状。针灸疏通经络的作用主要是根据经络的循行，选择相应的腧穴和针刺手法及三棱针点刺出血、梅花针叩刺、拔罐等，使经络通畅，气血运行正常，达到治疗疾病的目的。

2. 调和阴阳

针灸调和阴阳作用就是可使机体从阴阳的失衡状态向平衡状态转化，是针灸治疗最终要达到的根本目的。针灸调和阴阳的作用主要是通过经络阴阳属性、经穴配伍和针刺手法完成的。如中风后出现的足内翻，从经络辨证上可确定为阳缓而阴急，治疗时采用补阳经而泻阴经的针刺方法，平衡阴阳。

3. 扶正祛邪

针灸扶正祛邪作用就是扶助机体正气及祛除病邪。疾病的发生、发展及转归的过程，实质上是正邪相争的过程。正胜邪退则病缓，正不胜邪则病情加重。因此，扶正祛邪既是疾病向良性方向转归的基本保证，又是针灸治疗疾病的作用过程。

针灸选穴原则

针灸选穴原则是临证选取腧穴应该遵循的基本法则，包括近部选穴、远部选穴和辨证对症选穴。

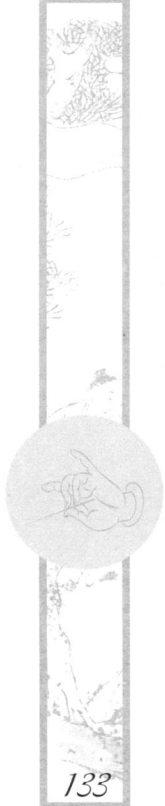

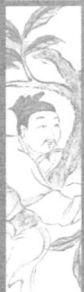

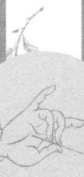

1. 近部选穴

近部选穴就是在病变局部或邻近部位选取腧穴的方法，是腧穴普遍具有近治作用的体现。近部选穴主要是针对病变部位而确定腧穴的选穴原则。如巅顶痛取百会；胃痛选中脘；面瘫局部选颊车、地仓、颧髎，近部选风池穴。

2. 远部选穴

远部选穴就是在病变部位所属和相关的经络上，选取距病位较远部位腧穴的方法，体现了"经络所过，主治所及"的治疗规律。如胃痛选足阳明胃经的足三里，上牙痛选足阳明胃经的内庭，下牙痛选手阳明大肠经的合谷穴等。

3. 辨证对症选穴

辨证选穴就是根据疾病的证候特点，分析病因病机而辨证选取腧穴的方法。临床上有些病症，如发热、多汗、盗汗、虚脱、抽搐、昏迷等均无明显局限的病变部位，而呈现全身症状，这时应采用辨证选穴。如肾阴不足导致的虚热，选肾俞、太溪；肝阳化风导致的抽搐，选太冲、行间等。另外对于病变部位明显的疾病，根据其病因病机而选取腧穴也是治病求本原则的体现。如牙痛根据病因病机可分为风火牙痛、胃火牙痛和肾虚牙痛，风火牙痛选风池、外关，胃火牙痛选内庭、二间，肾虚牙痛选太溪、行间。辨证对症选穴是针对疾病表现出的证候或症状而选取腧穴的原则。对症选穴是根据疾病的特殊症状而选取腧穴的原则，是腧穴特殊治疗作用及临床经验在针灸处方中的具体运用，如哮喘选定喘穴，虫证选百虫窝，腰痛选腰痛点，落枕选外劳宫，崩漏选断红穴等，这是大部分奇穴的主治特点。

近部选穴：胃痛选中脘、天枢。

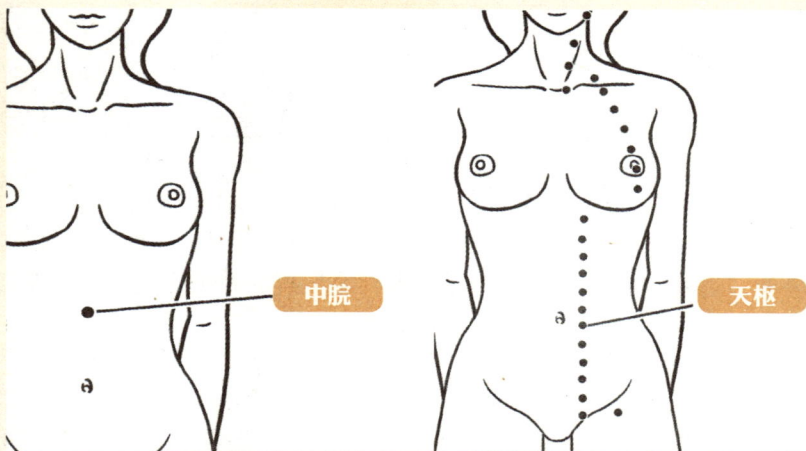

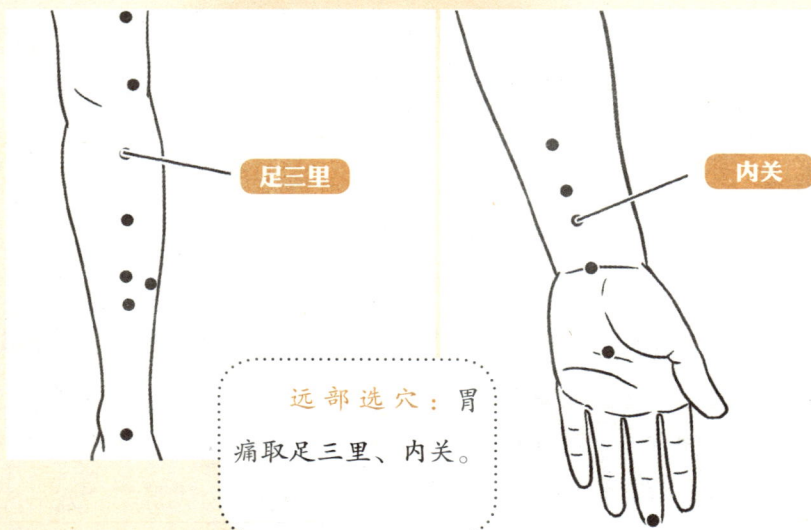

中脘

天枢

足三里

内关

远部选穴：胃痛取足三里、内关。

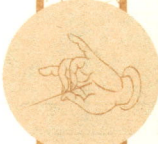

针灸如何配穴

针灸配穴方法就是在选穴原则的指导下，针对疾病的病位、病因病机等，选取主治作用相同或相近，或对于治疗疾病具有协同作用的腧穴进行配伍应用的方法。

1. 按经脉配穴

按经脉配穴就是以经脉的理论或经脉相互的联系为基础进行配穴。

（1）本经配穴法：当某一脏腑、经脉发生病变时，即选该脏腑、经脉的腧穴配成处方。如胆经郁热导致的少阳头痛，可近取胆经的率谷、风池，远取本经的荥穴侠溪；胃火循经上扰导致的牙痛，可在足阳明胃经上近取颊车，远取该经的荥穴内庭。

（2）表里经配穴法：是以脏腑、经脉的阴阳表里配合关系为依据的配穴方法。即当某一脏腑、经脉发生疾病时，取该经和其相表里的经脉腧穴配合成方。如风热袭肺导致的感冒咳嗽，可选肺经的尺泽和大肠经的曲池、合谷。《灵枢·五邪》载："邪在肾，则病骨痛，阴痹……取之涌泉、昆仑。"此外，原络配穴法是表里经配穴法中的特殊实例，在特定穴的临床应用中已详细论述。

（3）同名经配穴法：是将手足同名经的腧穴相互配合的方法，是基于同名经"同气相通"的理论。如阳明头痛取手阳明经的合谷配足阳明经的内庭；落枕取手太阳经的后溪配足太阳经的昆仑。

2. 按部位配穴

按部位配穴是结合身体腧穴分布的部位进行配穴的方法。

（1）上下配穴法：是指将腰部以上或上肢腧穴和腰部以下或下肢腧穴配合应用的方法。在临床上应用较为广泛，如胃脘痛可上取内关，下取足三里；阴挺（子宫脱垂）可上取百会，下取三阴交；肾阴不足导致的咽喉肿痛，可上取曲池或鱼际，下取太溪或照海。八脉交会穴的配对应用也属本配穴法，具体配伍应用已在特定穴的临床应用中介绍。

（2）前后配穴法：是指将人体前部和后部的腧穴配合应用的方法。

主要是将胸腹部和背腰部的腧穴配合应用，在《内经》中称"偶刺"。本配穴方法常用于治疗脏腑疾患，如膀胱疾患，前取水道或中极，后取膀胱俞或秩边；肺病可前取华盖、中府，后取肺俞。临床上常见的俞募配穴法也属于本配穴法的典型实例。

（3）左右配穴法：是指将人体左侧和右侧的腧穴配合应用的方法。本方法是基于人体十二经脉左右对称分布和部分经脉左右交叉的特点总结而成的。在临床上常选择左右同一腧穴配合运用，是为了加强腧穴的协同作用，如胃痛可选双侧足三里、梁丘等。当然左右配穴法并不局限于选双侧同一腧穴，如左侧偏头痛，可选同侧的太阳、头维和对侧的外关、足临泣；左侧面瘫可选同侧的太阳、颊车、地仓和对侧的合谷。

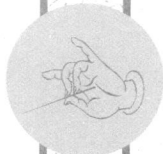

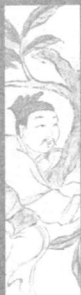

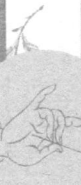

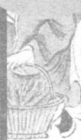

第七章
内科病证的针灸治疗

头痛

（一）概念

　　头痛是病人自觉头部疼痛的一类病症，可见于多种急、慢性疾病，如脑及眼、口、鼻等头面部病变和许多全身性疾病均可出现头痛，其病因复杂，涉及面很广。头为"诸阳之会""清阳之府"，手、足三阳经和足厥阴肝经均上头面，督脉直接与脑府相联系，因此，各种外感及内伤因素导致头部经络功能失常、气血失调、脉络不通或脑窍失养等，均可导致头痛。

　　头痛可见于西医学的高血压、偏头痛、丛集性头痛、紧张性头痛、感染性发热、脑外伤及五官科疾病等。

（二）病因病机

　　本病的病因分外感、内伤两个方面。"伤于风者，上先受之"，故外感头痛主要是风邪所致，每多兼寒、挟湿或兼热，上犯清窍，经络阻遏而致头痛。内伤头痛可因情志、饮食、体虚久病等所致。情志不遂，肝失疏泄，肝阳妄动，上扰清窍；或肾精不足，脑海空虚，清窍失养；或禀赋不足，久病体虚，气血不足，脑失所养；或恣食肥甘，脾失健运，痰湿内生，阻滞脑络；或外伤跌仆，气血瘀滞，脑络被阻，上述因素均可导致内伤头痛。

（三）辨证

　　头痛总体上分为外感头痛和内伤头痛两类。按照头痛的部位辨证归经，前额痛为阳明头痛，侧头痛为少阳头痛，后枕痛为太阳头痛，巅顶痛为厥阴头痛。

1. 外感头痛

主症：头痛连及项背，发病较急，痛无休止，外感表证明显。

兼症：兼见恶风畏寒，口不渴，苔薄白，脉浮紧，为风寒头痛；头痛而胀，发热，口渴欲饮，小便黄，苔黄，脉浮数，为风热头痛；头痛如裹，肢体困重，苔白腻，脉濡，为风湿头痛。

2. 内伤头痛

主症：发病较缓，多伴头晕，痛势绵绵，时发时止，遇劳或情志刺激而发作或加重。

兼症：兼见头胀痛，目眩，心烦易怒，面赤口苦，舌红，苔黄，脉弦数，为肝阳上亢头痛；头部空痛兼头晕，腰膝酸软，神疲乏力，遗精，舌红苔少，脉细无力，为肾虚头痛；头晕耳鸣，神疲之力，面色不华，劳则加重，舌淡，脉细弱，为血虚头痛；头痛昏蒙，脘腹痞满，呕吐痰涎，苔白腻，脉滑，为痰浊头痛；头痛迁延日久，或头部有外伤史，痛处固定不移，痛如锥刺，舌暗，脉细涩，为瘀血头痛。

（四）治疗

1. 基本治疗

（1）外感头痛

【治法】祛风通络，止痛。以手太阴经穴、头部腧穴为主。

【主穴】列缺、百会、太阳、风池。

【配穴】阳明头痛者，配印堂、攒竹、合谷、内庭；少阳头痛者，配率谷、外关、足临泣；太阳头痛者，配天柱、后溪、申脉；厥阴头痛者，配四神聪、太冲、内关；风寒头痛者，配风门、合谷；风热头痛者，配曲池、大椎；风湿头痛者，配阴陵泉、头维。

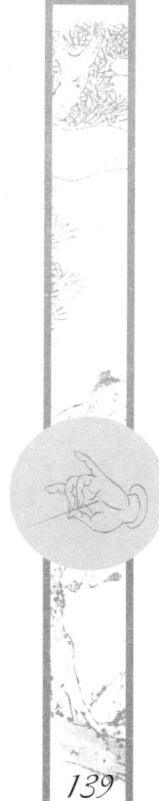

【操作】毫针泻法。风门拔罐或艾灸；大椎点刺出血。

【方义】百会、太阳可疏导头部经气。风池为足少阳与阳维脉的交会穴，功长祛风活血，通络止痛。列缺为肺经络穴，可宣肺解表，祛风通络。

（2）内伤头痛

①实证

【治法】疏通经络，清利头窍。以督脉、足少阳经穴为主。

【主穴】百会、头维、风池。

【配穴】按头痛部位配穴同上。肝阳上亢者，配太冲、三阴交、侠溪；痰浊头痛者，配中脘、丰隆、阴陵泉；瘀血头痛者，配阿是穴、血海、膈俞、内关。

【操作】毫针泻法。

【方义】百会、头维疏通头部经络气血。风池活血通经，清利头目，调和气血。

②虚证

【治法】疏通经络，滋养脑髓。以督脉及足阳明经穴为主。

【主穴】百会、风池、足三里。

【配穴】按头痛部位配穴同上。血虚头痛者，配三阴交、肝俞、脾俞；肾虚头痛者，配太溪、肾俞、悬钟。

【操作】风池用平补平泻法；余穴均用补法。

【方义】百会疏调气血以养脑髓。风池活血通经，调和气血。足三里补益气血，滋养脑髓。

2. 其他治疗

（1）耳针法　选枕、额、脑、神门，毫针刺或埋针或王不留行籽贴压。对于顽固性头痛可在耳背静脉点刺出血。

（2）皮肤针法　用皮肤针叩刺太阳、印堂及头痛处，出血少量，适用于外感头痛。

（3）穴位注射法　选风池穴，用1%的盐酸普鲁卡因或维生素 B_{12} 注射液，每穴 0.5～1 毫升，每日或隔日 1 次，适用于顽固性头痛。

面痛

（一）概念

面痛是以眼、面颊部出现放射性、烧灼样抽掣疼痛为主症的疾病，又称"面风痛""面颊痛"，多发于 40 岁以上，女性多见，以右侧面部为主（占 60% 左右）。面部主要归手、足三阳经所主，尤其是内、外因素使面部手、足阳明及手、足太阳经脉的气血阻滞，不通则痛，导致本病。

本病相当于西医学的三叉神经痛，是临床上最典型的神经痛。三叉神经分眼支、上颌支和下颌支，以第 2 支、第 3 支同时发病者最多。

（二）病因病机

面痛多与外感邪气、情志不调、外伤等因素有关。风寒之邪侵袭面部阳明、太阳经脉，寒性收引，凝滞筋脉，气血痹阻；或风热毒邪，侵淫面部，经脉气血壅滞，运行不畅；或外伤、情志不调及久病成瘀，气血瘀滞，上述因素皆可导致面部经络气血痹阻，经脉不通，产生面痛。

（三）辨证

主症：突然发作，呈电击样、刀割样、针刺样、火灼样痛剧，持续数秒至数分钟。发作次数不定，间歇期无症状，痛时伴面肌抽搐，伴面部潮红、流泪、流涎、流涕等，说话、吞咽、刷牙、洗脸、冷刺激及情绪变化等为常见诱发因素。

兼症：兼面部有受寒史，喜暖恶寒，伴鼻流清涕，苔薄白，脉浮紧，为风寒证；痛处灼热，流涎，目赤流泪，苔薄黄，脉浮数为风热证；面部有外伤史，或病变日久，或情志变化可诱发，舌暗或有瘀斑，脉细涩，为气血瘀滞。

（四）治疗

1. 基本治疗

【治法】疏通经络，祛风止痛。以手、足阳明经穴为主。

【主穴】下关、内庭、合谷、风池。

【配穴】眼部痛者，配丝竹空、阳白、攒竹；上颌痛者，配颧髎、迎香；下颌痛者，配承浆、颊车、地仓。风寒证者，配列缺、风府；风热证者，配曲池、尺泽；气血瘀滞者，配太冲、三阴交。

【操作】毫针泻法。针刺时宜先取远端穴，可用重刺激，局部穴在急性发作期宜轻刺而久留针。

【方义】下关可疏通面部经络气血。合谷可疏利面部经气，与风池配可祛风、通络、止痛，与内庭配可加强疏通阳明经气。

2. 其他治疗

（1）耳针法　选面颊、颌、额、神门。毫针刺或埋针。

（2）皮肤针法　选面部扳机点。埋针，胶布固定，2～3天更换。

（3）刺络拔罐法　选颊车、地仓、颧髎。三棱针点刺，闪罐法，隔日1次。

落枕

（一）概念

落枕是指急性单纯性颈项强痛、活动受限的一种病症，即颈部伤筋。轻者4～5日自愈，重者可延至数周不愈。如果频繁发作，常常是颈椎病的反映。

（二）病因病机

多因睡眠姿势不当，或枕头高低不适，或因负重颈部过度扭转，使颈部脉络受损；或风寒侵袭颈背部，寒性收引，使经脉拘急；颈部筋脉失和，气血运行不畅，不通而痛。颈项侧部主要由手三阳和足少阳经所主，因此，手三阳和足少阳筋脉受损，气血阻滞，不通则通，为本病的主要病机。

（三）辨证

主症：颈项强痛，活动受限，头向患侧倾斜，项背牵拉痛，甚则向同侧肩部和上臂放射，颈项部压痛明显。

兼症：兼见恶风畏寒者，为风寒袭络；颈部扭伤者，为气血瘀滞。

（四）治疗

1. 基本治疗

【治法】疏经通络，调和气血。以局部阿是穴及手太阳、足少阳经穴为主。

【主穴】外劳宫、阿是穴、后溪、悬钟。

【配穴】风寒袭络者，配风池、合谷；气血瘀滞者，配内关及局部阿是穴；肩痛者，配肩髃、外关；背痛者，配肩外俞、天宗。

【操作】毫针泻法。先刺远端的落枕穴、后溪、悬钟，得气后持续捻转，嘱病人慢慢活动颈项，一般疼痛可立即缓解。再针局部的腧穴，可加艾灸或点刺出血。

【方义】外劳宫是治疗本病的经验穴。手太阳、足少阳经循行于颈项侧部，后溪、悬钟分属两经腧穴，与局部阿是穴合用，远近相配，可疏调颈项部经络气血，舒筋通络止痛。

2. 其他治疗

（1）拔罐法　在患侧项背部行闪罐法，应顺着肌肉走行进行拔罐。

（2）耳针法　选颈、颈椎、神门。毫针刺，中等刺激，持续运针时嘱病人徐徐活动颈项部。

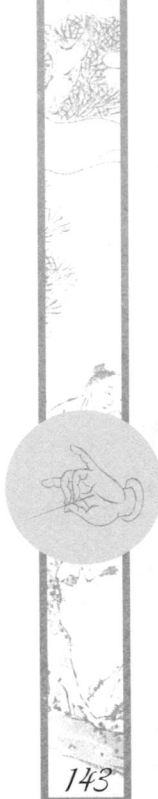

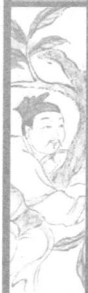

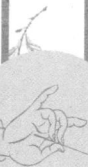

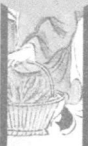

【注意】

1. 针灸治疗本病疗效极好，常立即取效，针后可配合推拿和热敷。

2. 睡眠时应注意枕头的高低要适度，避免风寒。

3. 中老年人反复出现落枕时，应考虑颈椎病。

漏肩风

（一）概念

漏肩风是以肩部长期固定疼痛，活动受限为主症的疾病。由于风寒是本病的重要诱因，故常称为"漏肩风"；本病多发于50岁左右的成人，俗称"五十肩"；因患肩局部常畏寒怕冷，尤其后期常出现肩关节的粘连，肩部呈现固结状，活动明显受限，故称"肩凝症""冻结肩"等。本病相当于西医学的肩关节周围炎。

（二）病因病机

因体虚、劳损、风寒侵袭肩部，使经气不利所致。肩部感受风寒，阻痹气血；或劳作过度、外伤，损及筋脉，气滞血瘀；或年老气血不足，筋骨失养，皆可使肩部经络气血不利，不通则痛。肩部主要归手三阳所主，内外因素导致肩部经络阻滞不通或失养，是本病的主要病机。

（三）辨证

1. 分经辨证

肩后痛：手太阳经证。

肩前痛：手阳明经证。

肩外侧痛：手少阳经证。

2. 辨证分型

主症：肩周疼痛、酸重、夜间痛剧，常因天气变化及劳累而诱发或加重，肩关节周围广泛压痛，肩关节活动受限，后期可出现肌肉萎缩。

兼症：肩部有受寒史，喜暖恶寒为外邪侵袭；肩部有外伤或劳损史，痛处拒按，舌暗或有瘀点，脉涩，为气滞血瘀；肩部有酸痛，劳累加重，或伴头晕目眩，四肢乏力，舌淡，苔薄白，脉细弱为气血虚弱。

（四）治疗

1. 基本治疗

【治法】通经止痛。以局部阿是穴及手三阳经穴为主。

【主穴】肩髃、肩髎、肩贞、肩前、阿是穴、条口。

【配穴】手太阳经证者，配后溪；手阳明经证者，配合谷；手少阳经证者，配外关。外邪内侵者，配合谷、风池；气滞血瘀者，配内关、膈俞；气血虚弱者，配足三里、气海。

【操作】足三里、气海补法，余穴泻法。先取远端穴，行针时间宜长，同时配合活动患部，局部穴针感宜强。可加灸。

【方义】肩髃、肩髎、肩贞分别为手阳明、手少阳、手太阳经穴，加阿是穴和奇穴肩前，均为局部选穴，以疏通肩部经络气血，活血祛风而止痛。条口是治疗漏肩风的经验效穴。

2. 其他治疗

（1）穴位注射法　选肩部阿是穴。用当归注射液，每处注射 2 毫升，隔日 1 次，10 次为 1 个疗程。

（2）物理疗法　选肩部阿是穴。经皮电刺激、红外线、超声波照射、磁疗等。

（3）小针刀疗法　选肩部阿是穴。局部麻醉下将小针刀刺入痛点，沿肌纤维走行方向剥离松解粘连。适用于肩关节粘连者。

（4）刺络拔罐法　选肩部阿是穴。三棱针点刺或皮肤针叩刺，加拔火罐。

腰痛

（一）概念

腰痛又称"腰脊痛"，是以自觉腰部疼痛为主症的一类病证。

本证常见于西医的腰部软组织损伤、肌肉风湿、腰椎病变及部分内脏病变。

（二）病因病机

病因主要与感受外邪、跌仆损伤和劳欲太过等因素有关。感受风寒，或坐卧湿地，风寒水湿之邪浸渍经络，经络之气阻滞；或长期从事较重的体力劳动，或腰部闪挫撞击伤未全恢复，经筋、络脉受损，瘀血阻络。上述因素可导致腰部经络气血阻滞，不通则痛。素体禀赋不足，或年老精血亏虚，或房劳过度，损伐肾气，"腰为肾之府"，腰部脉络失于温煦、濡养，可产生腰痛。腰部从经脉循行上看，主要归足太阳膀胱经、督脉、带脉和肾经（贯脊属肾）所主，故腰脊部经脉、经筋、络脉的不通和失荣是腰痛的主要病机。

（三）辨证

主症：腰部疼痛。疼痛在腰脊中部，为督脉病证；疼痛部位在腰脊两侧，为足太阳经证。

兼症：兼见腰部受寒史，值天气变化或阴雨风冷时加重，腰部冷痛重着、酸麻，或拘挛不可俯仰，或痛连臀腿者，为寒湿腰痛；腰部有劳伤或外伤史，劳累、晨起、久坐加重，腰部两侧肌肉触之有僵硬感，痛处固定不移者，为瘀血腰痛；腰眼（肾区）隐隐作痛，起病缓慢，或酸多痛少，乏力易倦，脉细者，为肾虚腰痛。

（四）治疗

1. 基本治疗

【治法】通经止痛。以局部阿是穴及足太阳经穴为主。

【主穴】阿是穴、肾俞、委中、腰眼。

【配穴】寒湿腰痛者，配腰阳关；瘀血腰痛者，配膈俞；肾虚腰痛者，配命门、太溪。

【操作】主穴均采用泻法。寒湿证加艾灸；瘀血证加刺络拔罐；肾虚证配穴用补法，肾阳虚加灸法。

【方义】阿是穴、肾俞、腰眼可疏通局部经脉、络脉及经筋之气血，通经止痛。委中为足太阳经穴，"腰背委中求"，可疏调腰背部足太阳经之气血。

2. 其他治疗

（1）耳针法 选腰骶椎、肾、神门，毫针刺后嘱病人活动腰部；或用揿针埋藏或用王不留行籽贴压。

（2）皮肤针法 选阿是穴，用皮肤针叩刺出血，加拔火罐。隔日 1 次，适用于寒湿腰痛和瘀血腰痛。

（3）穴位注射法 选阿是穴或腰部其他腧穴，每次选 1～2 穴，用地塞米松注射液 5 毫升和普鲁卡因注射液 2 毫升混合液，每穴注射 0.5～1 毫升，每日或隔日 1 次。

【注意】

1. 针灸治疗腰痛有较好的疗效。治疗前要注意明确诊断。因脊椎结核、肿瘤等引起的腰痛，不属于针灸治疗范围。

2. 平时要注意劳动姿势与体位，要加强腰肌锻炼。

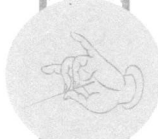

（一）概念

由风、寒、湿、热等外邪侵袭引起的以肢体关节及肌肉酸痛、麻木、重着、屈伸不利，甚或关节肿大、灼热等为主症的一类病证。

古代痹证的概念比较广泛，包括内脏痹和肢体痹，本节主要讨论肢体的痹证，相当于西医学的风湿热（风湿性关节炎）、类风湿性关节炎、骨性关节炎等。

（二）病因病机

本病与外感风、寒、湿、热之邪和人体正气不足有关。风寒湿邪在人体卫气虚弱时容易侵入人体而致病。汗出当风、坐卧湿地、涉水冒雨等，均可使风寒湿邪侵入机体经络，留于关节，导致经脉气血闭阻不通，不通则痛，正如《素问·痹论》所说："风寒湿三气杂至，合而为痹。"根据感受邪气的相对轻重，常分为行痹（风痹）、痛痹（寒痹）、着痹（湿痹）。若素体阳盛或阴虚火旺，复感风寒湿邪，邪从热化，或感受热邪，留注关节，则为热痹。总之，风寒湿热之邪侵入机体，关节、肌肉、筋络痹阻，导致气血闭阻不通，不通则痛，是本病的主要病机。

（三）辨证

主症：关节肌肉疼痛，屈伸不利。

兼症：兼见疼痛游走，痛无定处，时见恶风发热，舌淡苔薄白，脉浮，为行痹（风痹）；疼痛较剧，痛有定处，遇寒痛增，得热痛减，局部皮色不红，触之不热，苔薄白，脉弦紧，为痛痹（寒痹）；肢体关节酸痛，重着不移，或肿胀、肌肤麻木不仁，阴雨天加重或发作，苔白腻，脉濡缓，为着痹（湿痹）；关节疼痛，局部灼热红肿，痛不可触，关节活动不利，可累及多个关节，伴有发热恶风，口渴烦闷，苔黄燥，脉滑数，为热痹。

（四）治疗

1.基本治疗

【治法】通痹止痛。以病痛局部穴为主，结合辨证选穴。

【主穴】阿是穴、局部经穴。

【配穴】行痹者，配膈俞、血海；痛痹者，配肾俞、关元；着痹者，配阴陵泉、足三里；热痹者，配大椎、曲池。另可根据疼痛部位循经配穴。

【操作】毫针泻法或平补平泻法。寒痹、湿痹可加灸法。大椎、曲池可点刺出血。局部穴位可加拔罐法。

【方义】病痛局部循经选穴，可疏通经络气血，使营卫调和而风寒湿热等邪无所依附，痹痛遂解。风邪偏盛为行痹，取膈俞、血海以活血，遵"治风先治血，血行风自灭"之义。寒邪偏盛为痛痹，取肾俞、关元，益火之源，振奋阳气而祛寒邪。湿邪偏盛为着痹，取阴陵泉、足三里，健脾除湿。热痹者，取大椎、曲池，可泻热疏风、利气消肿。

2.其他治疗

（1）刺络拔罐法　用皮肤针重叩背脊两侧和关节病痛部位，使出血少许，加拔火罐。

（2）穴位注射法　采用当归、丹皮酚、威灵仙等注射液，在病痛部位选穴，每穴注入0.5～1毫升，注意勿注入关节腔内。每隔1～3日注射1次。

（3）电针法　选阿是穴、局部经穴，针刺得气后，通电针机，先用连续波5分钟，后改疏密波，通电10～20分钟。

【注意】

1.针刺治疗痹证有较好的效果，尤其对风湿性关节炎。由于类风湿性关节炎病情缠绵反复，属于顽痹范畴，非一时能获效。

2. 在风湿热的急性期要应用西药迅速控制病情，以免心脏出现严重的损伤。

3. 本病应注意排除骨结核、骨肿瘤，以免延误病情。

4. 病人平时应注意关节的保暖，避免风寒湿邪的侵袭。

面瘫

（一）概念

面瘫是以口角（眼）向一侧歪斜为主症的病症，又称口眼㖞斜。可发生于任何年龄，无明显季节性，多发病急速，以一侧面部发病多见。

本病相当于西医学的周围性面神经麻痹，最常见于贝尔麻痹，亦有因疱疹病毒等引起非化脓性炎症所致，如亨特面瘫。本病应与中枢性面瘫相鉴别。

（二）病因病机

劳作过度，机体正气不足，脉络空虚，卫外不固，风寒或风热乘虚入面部经络，致气血痹阻，经筋功能失调，筋肉失于约束，出现面瘫。正如《灵枢·经筋》云："足之阳明，手之太阳筋急，则口目为僻。"周围性面瘫包括眼部和口颊部筋肉症状，由于足太阳经筋为"目上冈"，足阳明经筋为"目下冈"，故眼睑不能闭合为足太阳和足阳明经筋功能失调所致；口颊部主要为手太阳和手、足阳明经筋所主，因此，口㖞主要系该三条经筋功能失调所致。

（三）辨证

主症：本病常急性发作，多在睡眠醒来时，发现一侧面部肌肉板滞、麻木、瘫痪，额纹消失，眼裂变大，露睛流泪，鼻唇沟变浅，口角下垂歪向健侧，病侧不能皱眉、蹙额、闭目、露齿、鼓颊；部分病人初起时有耳后疼痛，还可出现患侧舌前 2/3 味觉减退或消失、听觉过敏等症。部分病人病程迁延日久，可因瘫痪肌肉出现挛缩，口角反牵向患侧，甚则出现面肌痉挛，形成"倒错"现象。

兼症：兼见面部有受凉史，舌淡，苔薄白，为风寒证；继发于外感发热，舌红，苔黄腻，为风热证。

（四）治疗

1. 基本治疗

【治法】祛风通络，疏调经筋。以面部腧穴及手、足阳明经穴为主。

【主穴】攒竹、丝竹空、阳白、四白、颧髎、颊车、地仓、合谷、太冲。

【配穴】风寒证者，配风池；风热证者，配外关；恢复期配足三里；人中沟歪斜者，配水沟；鼻唇沟浅者，配迎香。

【操作】面部腧穴均行平补平泻法，恢复期可加灸法。在急性期，面部腧穴手法不宜过重，针刺不宜过深，取穴不宜过多，肢体远端的腧穴行泻法且手法宜重；在恢复期，肢体远端的足三里施行补法，合谷、太冲行平补平泻法。余穴均用泻法。

【方义】面部穴位可疏调局部筋络气血，活血通络。合谷、昆仑为循经远端选穴，急性期用泻法可祛除阳明、太阳筋络之邪气，祛风通络。在恢复期，加足三里用补法，可补益气血，濡养经筋。

2. 其他治疗

（1）皮肤针法　用皮肤针叩刺阳白、颧髎、地仓、颊车，以局部微红为度，每日或隔日 1 次，适用于恢复期及后遗症期。

（2）刺络拔罐法　用三棱针点刺阳白、颧髎、地仓、颊车，再加拔火罐，每周 2 次，适用于恢复期。

（3）电针法　选太阳、阳白、地仓、颊车，接通电针仪，通电

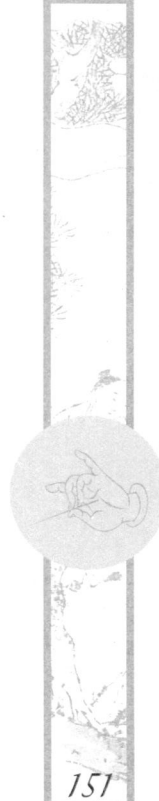

10 ~ 20分钟，强度以病人面部肌肉微见跳动而能耐受为度。如通电后，见牙齿咬嚼者，为针刺过深，刺中咬肌所致，应调整针刺的深度。适应于面瘫的中、后期。

（4）穴位贴敷法　选太阳、阳白、颧髎、地仓、颊车，将马钱子锉成粉末约1 ~ 2分，撒于胶布上，然后贴于穴位处，5 ~ 7日换药1次。或用蓖麻仁捣烂加少许麝香，取绿豆粒大一团，贴敷穴位上，每隔3 ~ 5日更换1次。或用白附子研细末，加少许冰片作面饼，贴敷穴位，每日1次。

【注意】

1. 针灸治疗面瘫有较好的效果。

2. 面部应避免风寒，必要时应戴口罩、眼罩；因眼睑闭合不全，灰尘容易侵入，每日点眼药水2 ~ 3次，以预防感染。

3. 周围性面瘫的预后与面神经的损伤程度密切相关，肌电图可作为面神经损伤程度的辅助检查。一般而言由无菌性炎症导致的面瘫预后较好，而由病毒导致的面瘫（如亨特面瘫），预后较差。如果3个月至半年内不能恢复，多留有后遗症。

痿证

（一）概念

痿证是指肢体筋脉弛缓，痿软无力，日久不能随意活动，或伴有肢体麻木、肌肉萎缩的一类病证。临床以下肢痿弱无力多见，又称"痿躄"。

西医学的感染性多发性神经根炎、多发性末稍神经炎、运动神经元病、重症肌无力、肌营养不良及周围神经损伤等引起的肢体瘫痪均属于本病范畴。

（二）病因病机

痿证主要由外邪侵袭（湿热毒邪）、饮食不节、久病体虚、跌打损伤等引起，使筋脉功能失调，筋肉失于气血津液的濡养。

（三）辨证

主症：肢体软弱无力，筋脉弛缓，甚则肌肉萎缩或瘫痪。

兼症：兼见发热多汗，热退后突然出现肢体软弱无力，心烦口渴，小便短黄，舌红，苔黄，脉细数，为肺热伤津；肢体痿软逐渐出现，下肢为重，微肿而麻木不仁，或足胫热感，小便赤涩，舌红，苔黄腻，脉细数，为湿热浸淫；肢体痿软日久，食少纳呆，腹胀便溏，面浮不华，神疲乏力，为脾胃虚弱；起病缓慢，下肢痿软无力，腰脊酸软，不能久立，或伴眩晕耳鸣，甚则步履全废，腿胫肌肉萎缩严重，舌红，苔少，脉沉细数，为肝肾亏虚。

（四）治疗

1. 基本治疗

【治法】祛邪通络，濡养筋脉。以手足阳明经穴和夹脊穴为主。

【主穴】上肢：肩髃、曲池、合谷、颈胸夹脊穴；下肢：髀关、伏兔、足三里、阳陵泉、三阴交、腰部夹脊穴。

【配穴】肺热津伤者，配尺泽、肺俞、二间；湿热袭络者，配阴陵泉、大椎、内庭；脾胃虚弱者，配脾俞、胃俞；肝肾亏损者，配太溪、肝俞、肾俞；上肢肌肉萎缩者，配手阳明经在上肢的经穴；下肢肌肉萎缩者，配足阳明经在下肢的经穴。

【操作】足三里、三阴交用补法，夹脊穴用平补平泻法，余穴虚补实泻。

【方义】阳明经多气多血，取之疏通经络，调理气血；夹脊穴可调脏腑阴阳，行气血；三阴交健脾养肝益肾；筋会阳陵，诸穴相配可疏通经络，调理气血，濡养筋脉。

2. 其他治疗

（1）皮肤针法　选肺俞、脾俞、胃俞、膈俞和手足阳明经穴，反

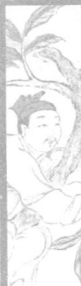

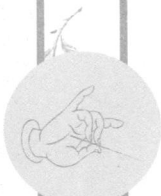

复叩刺，隔日 1 次。

（2）电针法　选瘫痪肌肉处穴位，针后通以脉冲电流，以病人能耐受为度，每次 20 分钟。

中风

（一）概念

中风是以突然晕倒、不省人事，伴口角㖞斜、语言不利、半身不遂，或不经昏仆，仅以口㖞、半身不遂为临床主症的疾病。因本病发病急骤，症见多端，病情变化迅速，与风之善行数变的特点相似，故名"中风""卒中"。本病发病率和死亡率较高，常留有后遗症。随着近年来其发病率不断增高，发病年龄也趋向年轻化，因此，中风是威胁人类生命和生活质量的重大疾患。

西医学的急性脑血管病，如脑梗塞、脑出血、脑栓塞、蛛网膜下腔出血等均属本病的范畴。西医学将本病主要分为出血性和缺血性两类，高血压、动脉硬化、脑血管畸形、脑动脉瘤等常可导致出血性中风；风湿性心脏病、心房颤动、细菌性心内膜炎等常形成缺血性中风。另外，高血糖、高血脂、血液流变学异常及情绪的异常波动与本病发生密切相关。头颅 CT、核磁共振检查可确诊。

（二）病因病机

中风的发生是由多种因素所导致的复杂的病理过程，风、火、痰、瘀是其主要的病因，脑府为其病位。肝肾阴虚，水不涵木，肝风妄动；五志过极，肝阳上亢，引动心火，风火相煽，气血上冲；饮食不节，恣食厚味，痰浊内生；气机失调，气滞而血运不畅，或气虚推动无力，日久血瘀。当风、火、痰浊、瘀血等病邪上扰清窍，导致"窍闭神匿，神不导气"时，则发生中风。其中"窍"指脑窍、清窍；"闭"指闭阻、闭塞；"神"指脑神；"匿"为藏而不现；"导"指主导，引申为支配；"气"

指脑神所主的功能活动，如语言、肢体运动、吞咽功能。

（三）辨证

1. 中经络

主症：半身不遂，肌肤不仁，舌强语謇，口角㖞斜。

兼症：兼见面红目赤，眩晕头痛，心烦易怒，口苦咽干，便秘尿黄，舌红或绛，苔黄或燥，脉弦有力，为肝阳上亢；肢体麻木或手足拘急，头晕目眩，苔白腻或黄腻，脉弦滑，为风痰阻络；口黏痰多，腹胀便秘，舌红，苔黄腻或灰黑，脉弦滑大，为痰热腑实；肢体软弱，偏身麻木，手足肿胀，面色淡白，气短乏力，心悸自汗，舌暗，苔白腻，脉细涩，为气虚血瘀；肢体麻木，心烦失眠，眩晕耳鸣，手足拘挛或蠕动，舌红，苔少，脉细数，为阴虚风动。

2. 中脏腑

主症：突然昏仆，神志恍惚，迷蒙，嗜睡，或昏睡，甚者昏迷，半身不遂。

兼症：兼见神昏，牙关紧闭，口噤不开，肢体强痉，为闭证；面色苍白，瞳神散大，目合口张，二便失禁，气息短促，多汗腹凉，脉散或微，为脱证。

（四）治疗

1. 基本治疗

中经络

【治法】疏通经络，调和气血。以手厥阴经、督脉及足太阴经穴为主。

【主穴】内关、水沟、三阴交、极泉、尺泽、委中。

【配穴】肝阳上亢者，配太冲、太溪；风痰阻络者，配丰隆、风池；

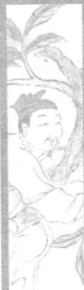

痰热腑实者，配曲池、内庭、丰隆；气虚血瘀者，配足三里、气海；阴虚风动者，配太溪、风池；口角㖞斜者，配牵正、地仓；上肢不遂者，配肩髃、手三里、曲池；下肢不遂者，配解溪、阳陵泉、风市；头晕者，配风池、完骨、天柱；足内翻者，配丘墟透照海；便秘者，配丰隆、支沟；复视者，配风池、天柱、睛明、球后；尿失禁、尿潴留者，配中极、关元。

【操作】内关用泻法；水沟用雀啄法，以眼球湿润为佳；刺三阴交时，沿胫骨内侧缘与皮肤成 45° 角，使针尖刺到三阴交穴，用提插补法；刺极泉时，在原穴位置下 2 寸心经上取穴，避开腋毛，直刺进针，用提插泻法，以病人上肢有麻胀和抽动感为度；尺泽、委中直刺，用提插泻法使肢体有抽动感。余穴按虚补实泻法操作。

【方义】心主血脉藏神，内关为心包经络穴，可调理心神，疏通气血。脑为元神之府，督脉入络脑，水沟为督脉穴，可醒脑开窍，调神导气。三阴交为足三阴经交会穴，可滋补肝肾。极泉、尺泽、委中可疏通肢体经络气血。

中脏腑

【治法】醒脑开窍，启闭固脱。以手厥阴经及督脉穴为主。

【主穴】内关、水沟。

【配穴】闭证配十二井穴、太冲、合谷；脱证配关元、气海、神阙。

【操作】内关、水沟操作同前。十二井穴用三棱针点刺出血；太冲、合谷用泻法，强刺激；关元、气海用大艾炷灸法，神阙用隔盐灸法，直至四肢转温为止。

【方义】内关调心神，水沟醒脑开窍。十二井穴点刺出血，可接通十二经脉气血，调和阴阳。配太冲、合谷，可平肝息风。关元为任脉与足三阴经交会穴，灸之可扶助元阳。神阙为生命之根蒂，真气所系，配合气海可益气固本，回阳固脱。

2. 其他治疗

（1）头针法　选顶颞前斜线、顶旁 1 线及顶旁 2 线，毫针平刺入头皮下，快速捻转 2 ~ 3 分钟，每次留针 30 分钟，留针期间反复捻转 2 ~ 3 次。行针后鼓励病人活动肢体。

（2）电针法　在患侧上、下肢体各选 2 个穴位，针刺得气后留针，接通电针仪，以局部肌肉微颤为度，每次通电 20 分钟。

【注意】

1. 针灸治疗中风疗效较满意，尤其对于神经功能的康复如肢体运动、语言、吞咽功能等有促进作用，针灸越早效果越好，治疗期间应配合功能锻炼。

2. 中风急性期，出现高热、神昏、心力衰竭、颅内压增高、上消化道出血等情况时，应采取综合治疗措施。

3. 中风病人应注意防止褥疮，保证呼吸道通畅。

4. 本病应重在预防，如年逾 40 岁，经常出现头晕头痛、肢体麻木，偶有发作性语言不利、肢体痿软无力者，多为中风先兆，应加强防治。

眩晕

（一）概念

眩晕是自觉头晕眼花、视物旋转动摇的一种症状，有经常性与发作性的不同。其病位主要在脑髓清窍。轻者发作短暂，平卧闭目片刻即安；重者如乘坐舟车，旋转起伏不定，以致难于站立，恶心呕吐；或时轻时重，兼见他证而迁延不愈，反复发作。

眩晕见于西医学的高血压、脑血管疾病、贫血、神经衰弱、耳源性眩晕、晕动病等疾病。

（二）病因病机

眩晕起因多与忧郁恼怒、恣食厚味、劳伤过度等有关。情志不舒，气郁化火，风阳升动，或急躁恼怒，肝阳上亢，而致清窍被扰；恣食肥

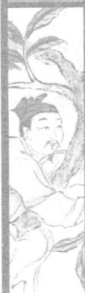

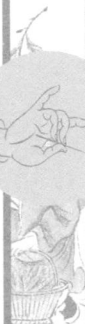

甘厚味，滞脾而痰湿中阻，清阳不升，浊阴上蒙清窍；素体薄弱，或病后体虚，气血不足，清窍失养；过度劳伤，肾精亏耗，脑髓不充，均可导致眩晕。总之，眩晕的病机不越清窍被扰、被蒙和失养三条。

（三）辨证

主症：头晕目眩，泛泛欲吐，甚则昏眩欲仆。

兼症：兼见急躁易怒，口苦耳鸣，舌红，苔黄，脉弦，为肝阳上亢；头重如裹，胸闷恶心，神疲困倦，舌胖，苔白腻，脉濡滑，为痰湿中阻；耳鸣，腰膝酸软，遗精，舌淡，脉沉细，为肾精亏虚；神疲乏力，面色㿠白，舌淡，脉细，为气血两虚。

（四）治疗

1. 基本治疗

实证

【治法】平肝潜阳，健脾化痰。以头部腧穴及手、足厥阴经穴为主。

【主穴】风池、百会、内关、太冲。

【配穴】肝阳上亢者，配行间、侠溪、太溪；痰湿中阻者，配头维、丰隆、中脘、阴陵泉。

【操作】毫针泻法。

【方义】肝经为风木所寄，与胆经相表里，取胆经风池和肝经太冲，清泻肝胆，平抑肝阳。内关宽胸理气，和中化痰止呕。百会用泻法，可清利脑窍而定眩。

虚证

【治法】益气养血，补肾益精。以头部腧穴、督脉穴及相应背俞穴为主。

【主穴】风池、百会、肝俞、肾俞、足三里。

【配穴】气血两虚者，配气海、脾俞、胃俞；肾精亏虚者，配太溪、悬钟、三阴交。

【操作】风池用平补平泻法；肝俞、肾俞、足三里等穴用补法。

【方义】肝俞、肾俞滋补肝肾，养血益精，培元固本以治本；足三里补益气血；风池用平补平泻法，可疏调头部气血；百会用补法可升提气血，诸穴配合以充养脑髓而缓急治标。

2. 其他治疗

（1）头针法　选顶中线，沿头皮刺入，快速捻转，每日 1 次，每次留针 30 分钟。

（2）耳针法　选肾上腺、皮质下、额。肝阳上亢者，加肝、胆；痰湿中阻者，加脾；气血两虚者，加脾、胃；肾精亏虚者，加肾、脑。毫针刺或用王不留行籽贴压。

【注意】

1. 针灸治疗本症具有较好的临床疗效，但应查明原因，明确诊断，注意原发病的治疗。

2. 眩晕发作时，嘱病人闭目或平卧，保持安静，如伴呕吐应防呕吐物误入气管。

3. 痰湿较重者，应少食肥腻之品。

痫病

（一）概念

痫病又称癫痫、痫证，俗称"羊痫风"，是一种发作性神志异常的疾病，具有突然性、短暂性、反复性发作的特点。以突然昏仆，口吐涎沫，两目上视，四肢抽搐，或口有鸣声，醒后神志如常为特征。多与先天因素有关，或有家族遗传史。

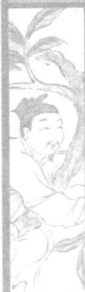

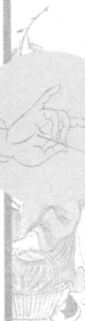

（二）病因病机

本病多与先天因素、精神因素、脑部外伤及六淫之邪、饮食失调等有关。

（三）辨证

主症（发作期）：大发作表现为突然昏仆，不省人事，面色苍白，两目上视，牙关紧闭，四肢抽搐，口吐涎沫，甚则尖叫，二便失禁，脉弦滑。短暂即醒，醒后觉头昏、精神恍惚、乏力欲寐。小发作表现为动作突然中断，手中物件落地，或头突然向前倾下而后迅速抬起，或两目上吊，短时即醒，醒后如常人，并对上述症状发作全然不知。

兼症（间歇期）：兼见急躁易怒，心烦失眠，咯痰不爽，口苦咽干，目赤，舌红，苔黄腻，脉弦滑，为痰火扰神；发病前多有眩晕，胸闷，痰多，舌红，苔白腻，脉弦滑有力，为风痰闭阻；痫病日久，神疲乏力，面色苍白，体瘦，纳呆，大便溏薄，舌淡，苔白腻，脉沉弱，为心脾两虚；痫病日久，神志恍惚，面色晦暗，头晕目眩，两目干涩，健忘失眠，腰膝酸软，舌红，苔薄黄，脉细数，为肝肾阴虚；中风或脑外伤后出现痫病者素见头晕头痛，舌质暗红或有瘀斑，舌苔薄白，脉涩或弦，为瘀阻脑络。

（四）治疗

1. 基本治疗

发作期

【治法】豁痰开窍，息风止痫。以督脉、手厥阴经穴为主。

【主穴】内关、水沟、百会、后溪、涌泉。

【操作】毫针泻法。水沟用雀啄手法，以眼球湿润为度。

【方义】内关可豁痰开窍，调理心神；水沟、百会属督脉，后溪通督脉，督脉入脑，针之可醒脑开窍；涌泉可激发肾气，促进脑神的恢复。

间歇期

【治法】固本扶正，化痰息风。以督脉、任脉及手足厥阴经穴为主。

【主穴】印堂、鸠尾、间使、太冲、丰隆。

【配穴】痰火扰神者，配行间、内关、合谷；风痰闭阻者，配太冲、本神、风池；心脾两虚者，配心俞、脾俞、足三里；肝肾阴虚者，配肝俞、肾俞、太溪、三阴交；瘀阻脑络者，配膈俞、内关。

【操作】主穴毫针泻法，配穴虚补实泻。

【方义】印堂可调神开窍；鸠尾调理阴阳，平抑风阳；间使调心神，理气血；太冲平肝息风；丰隆为豁痰化浊之要穴。

2. 其他治疗

穴位注射法　选间使、丰隆、太冲、鸠尾、大椎。用维生素 B_1 和维生素 B_{12} 注射液，每穴注射 0.5 ~ 1 毫升，每日 1 次。

不寐

（一）概念

不寐通常称为"失眠""不得卧"等，是以经常不能获得正常睡眠，或入睡困难，或睡眠时间不足，或睡眠不深，严重者彻夜不眠为特征的病证。

本病可见于西医学的神经衰弱，认为是由于长期过度紧张的脑力劳动、强烈的思想情绪波动、久病后体质虚弱等，使大脑皮层兴奋与抑制相互失衡，导致大脑皮层功能活动紊乱而致。

（二）病因病机

本证与饮食、情志、劳倦、体虚等因素有关。情志不遂，肝阳扰动；思虑劳倦，内伤心脾，生血之源不足；惊恐、房劳伤肾，肾水不能上济于心，心火独炽，心肾不交；体质虚弱，心胆气虚；饮食不节，宿食停滞，胃不和则卧不安，均可导致邪气扰动心神或心神失于濡养、温煦，心神不安，阴跷脉、阳跷脉功能失于平衡，而出现不寐。

（三）辨证

主症：经常不易入睡，或寐而易醒，甚则彻夜不眠。

兼症：兼情志波动，急躁易怒，头晕头痛，胸胁胀满，舌红，脉弦，为肝火上扰；心悸健忘，面色无华，易汗出，纳差倦怠，舌淡，脉细弱，为心脾亏虚；头晕耳鸣，腰膝酸软，五心烦热，遗精盗汗，舌红，脉细数，为心肾不交；心悸多梦，善惊恐，多疑善虑，舌淡，脉弦细，为心胆气虚；脘闷嗳气，嗳腐吞酸，心烦口苦，苔厚腻，脉滑数，为脾胃不和。

（四）治疗

1. 基本治疗

【治法】宁心安神。以手少阴经及督脉穴为主。

【主穴】百会、神门、三阴交。

【配穴】肝火扰心者，配行间、侠溪；痰热内扰者，配丰隆、内庭、曲池；心脾两虚者，配心俞、脾俞、足三里；心肾不交者，配太溪、肾俞、心俞；心胆气虚者，配丘墟、心俞、胆俞；脾胃不和者，配中脘、丰隆、足三里。

【操作】毫针按虚补实泻法操作。

【方义】心藏神，神门为心经原穴，刺之可泻心火，养心阴；脑为元神之府，百会位于巅顶，属督脉，可清目宁神志；三阴交健脾柔肝补肾，三穴合用，共奏宁心安神之效。

2. 其他治疗

（1）耳针法　选皮质下、心、肾、肝、神门、垂前、耳背心。毫针刺，或揿针埋藏，或王不留行籽贴压。

（2）皮肤针法　取项至腰部督脉和足太阳经背部第1侧线，自上而

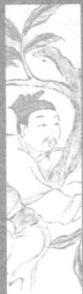

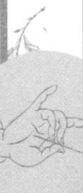

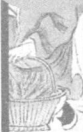

下叩刺，叩至皮肤潮红为度，每日 1 次。

（3）电针法　选四神聪、太阳，接通电针仪，用较低频率，每次刺激 30 分钟。

（4）拔罐法　自项至腰部足太阳经背部侧线，用火罐自上而下行走罐，以背部潮红为度。

【注意】

1. 针灸治疗不寐效果良好，尤其是在下午或晚上针灸治疗，效果更好。

2. 由其他疾病引起不寐者，应同时治疗其原发病。

郁证

（一）概念

郁证是以心情抑郁、情绪不宁、胸部满闷、胁肋胀满，或易怒易哭，或咽中如有异物哽塞等为主症的一类病证。

本病主要见于西医学的神经官能症、癔症及焦虑症等，也可见于围绝经期综合征。

（二）病因病机

本病主要与情志内伤和脏气素弱有关。

（三）辨证

主症：精神抑郁善忧，情绪不宁或易怒易哭。

兼症：兼见胸胁胀满，脘闷嗳气，不思饮食，大便不调，脉弦，为肝气郁结；性情急躁易怒，口苦而干，或头痛、目赤、耳鸣，或嘈杂吐酸，大便秘结，舌红，苔黄，脉弦数，为气郁化火；咽中如有异物哽塞，吞之不下，咯之不出，苔白腻，脉弦滑，为痰气郁结（梅核气）；

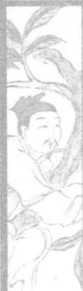

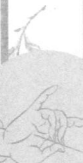

精神恍惚，心神不宁，多疑易惊，悲忧善哭，喜怒无常，或时时欠伸，或手舞足蹈，舌淡，脉弦，为心神惑乱（脏躁）；多思善疑，头晕神疲，心悸胆怯，失眠健忘，纳差，面色无华，舌淡，脉细，为心脾两虚；眩晕耳鸣，目干畏光，心悸不安，五心烦热，盗汗，口咽干燥，舌干少津，脉细数，为肝肾亏虚。

（四）治疗

1. 基本治疗

【治法】调神理气，疏肝解郁。以督脉及手足厥阴、手少阴经穴为主。

【主穴】水沟、内关、神门、太冲、心俞。

【配穴】肝气郁结者，配行间、膻中、期门；气郁化火者，配行间、侠溪、内庭；痰气郁结者，配丰隆、阴陵泉、天突、廉泉；心神惑乱者，配通里、涌泉、三阴交；心脾两虚者，配脾俞、足三里、三阴交；肝肾亏虚者，配太溪、肝俞、肾俞。

【操作】水沟用雀啄泻法，以眼球湿润为度。神门平补平泻法；内关、太冲用泻法。余穴虚补实泻。

【方义】水沟可醒脑调神；神门、内关相配可调理心神而安神定志，内关又可宽胸理气；太冲疏肝解郁；心俞可调养心神。

2. 其他治疗

（1）耳针法　选神门、心、交感、肝、脾。毫针刺，或揿针埋藏，或王不留行籽贴压。

（2）穴位注射法　选风池、心俞、内关。用丹参注射液，每穴每次0.3～0.5毫升，每日1次。

心悸

（一）概念

心悸指病人自觉心中悸动，甚则不能自主的一类症状。本病证可见于多种疾病过程中，多与失眠、健忘、眩晕、耳鸣等并存，凡各种原因引起心脏搏动频率、节律发生异常，均可导致心悸。

本证可见于西医学中某些器质性或功能性疾病，如冠状动脉粥样硬化性心脏病、风湿性心脏病、高血压性心脏病、肺源性心脏病、各种心律失常，以及贫血、低钾血症、心脏神经官能症等。

（二）病因病机

本证的发生常与平素体质虚弱、情志所伤、劳倦、感受外邪等有关。平素体质不强，心气怯弱，或久病心血不足，或忧思过度，劳伤心脾，使心神不能自主，发为心悸；或肾阴亏虚，水火不济，虚火妄动，上扰心神而致病；或脾肾阳虚，不能蒸化水液，停聚为饮，上犯于心，心阳被遏，心脉痹阻，而发本病。

（三）辨证

主症：自觉心慌，时作时息，并有善惊易恐，坐卧不安，甚则不能自主。

兼症：兼见气短神疲，惊悸不安，舌淡，苔薄，脉细数，为心胆虚怯；头晕目眩，纳差乏力，失眠多梦，舌淡，脉细弱，为心脾两虚；心烦少寐，头晕目眩，耳鸣腰酸，遗精盗汗，舌红，脉细数，为阴虚火旺；胸闷气短，形寒肢冷，下肢浮肿，舌淡，脉沉细，为水气凌心；心痛时作，气短乏力，胸闷，咯痰，舌暗，脉沉细或结代，为心脉瘀阻。

（四）治疗

1. 基本治疗

【治法】调理心气，安神定悸。以手厥阴经穴及相应俞、募穴为主。

【主穴】内关、心俞、神门、厥阴俞、巨阙。

【配穴】心胆虚怯者，配胆俞；心脾两虚者，配脾俞、足三里；阴虚火旺者，配肾俞、太溪；水气凌心者，配膻中、气海；心脉瘀阻者，配郄门、膈俞；善惊者，配大陵；多汗者，配膏肓；烦热者，配劳宫；耳鸣者，配中渚、太溪；浮肿者，配水分、中极。

【操作】毫针平补平泻法。

【方义】内关为心包经络穴，可调理心气，疏导气血；心经原穴神门，宁心安神定悸；心包之背俞厥阴俞配心之募穴巨阙，可益心气，宁心神，调理气机，诸穴配合以收镇惊宁神之效。

2. 其他治疗

（1）穴位注射法　选穴参照基本治疗，用维生素 B_1 或维生素 B_{12} 注射液，每穴注射 0.5 毫升，隔日 1 次。

（2）耳针法　选交感、神门、心、脾、肝、胆、肾，毫针用轻刺激。亦可用揿针埋藏，或用王不留行籽贴压。

感冒

（一）概念

感冒又称伤风、冒风，是外邪侵袭人体所致的常见外感疾病。临床表现以鼻塞、咳嗽、头痛、恶寒、发热、全身不适为特征。全年均可发病，尤以春季多见。由于感邪之不同、体质强弱不一，证候可表现为风寒、风热两类，并有挟湿、挟暑的兼证，以及体虚感冒的差别。如果病情较重，在一段时期内广泛流行，称为"时行感冒"。

西医学的上呼吸道感染属中医的"感冒"范畴。西医学认为当人体受凉、淋雨、过度疲劳等诱发因素，使全身或呼吸道局部防御功能降低时，则原已存在于呼吸道的或从外界侵入的病毒、细菌可迅速繁殖，引起本病，以鼻咽部炎症为主要表现。引起普通感冒的病毒主要为鼻病毒。

（二）病因病机

感冒的发生主要由于体虚，抗病能力减弱，当气候剧变时，人体卫外功能不能适应，邪气乘虚由皮毛、口鼻而入，引起一系列肺卫症状。偏寒者，则致寒邪束表，肺气不宣，阳气郁阻，毛窍闭塞；偏热者，则热邪灼肺，腠理疏泄，肺失清肃。感冒虽以风邪多见，但随季节不同，多夹时气或非时之气，如挟湿、挟暑。

（三）辨证

主症：恶寒发热，头痛，鼻塞流涕，脉浮。

兼症：兼见恶寒重，发热轻或不发热，无汗，鼻痒喷嚏，鼻塞声重，咯痰清稀，肢体酸楚，苔薄白，脉浮紧，为风寒感冒；微恶风寒，发热重，有汗，鼻塞浊涕，咯痰稠或黄，咽喉肿痛，口渴，苔薄黄，脉浮数，为风热感冒；挟湿则头痛如裹，胸闷纳呆；挟暑则汗出不解，心烦口渴。

（四）治疗

1. 基本治疗

【治法】祛风解表。以手太阴、手阳明经及督脉穴为主。

【主穴】列缺、合谷、大椎、太阳、风池。

【配穴】风寒感冒者，配风门、肺俞；风热感冒者，配曲池、尺泽、鱼际；鼻塞者，配迎香；气虚感冒者，配足三里；咽喉疼痛者，配少商；全身酸楚者，配身柱；挟湿者，配阴陵泉；挟暑者，配委中。

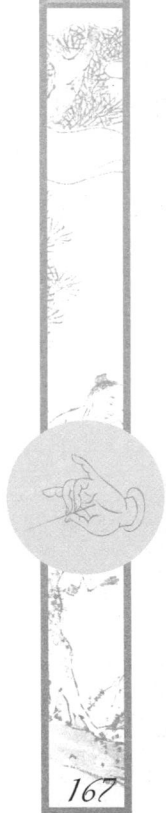

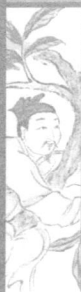

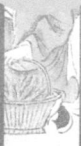

【操作】主穴用毫针泻法。风寒感冒，大椎行灸法；风热感冒，大椎行刺络拔罐。配穴中足三里用补法或平补平泻法，少商、委中用点刺出血法，余穴用泻法。

【方义】感冒为外邪侵犯肺卫所致，太阴、阳明互为表里，故取手太阴、手阳明经穴为主，列缺、合谷祛邪解表。督脉主一身之阳气，温灸大椎可通阳散寒，刺络出血可清泄热邪。风池为足少阳经与阳维脉的交会穴，"阳维为病苦寒热"，故风池既可疏散风邪，与太阳穴相配又可清利头目。

2. 其他治疗

（1）拔火罐法　选大椎、身柱、大杼、肺俞，拔罐后留罐15分钟起罐，或用闪罐法。本法适用于风寒感冒。

（2）刺络拔罐法　选大椎、风门、身柱、肺俞，消毒后，用三棱针点刺，使其自然出血，待出血颜色转淡后，加火罐于穴位上，留罐10分钟后起罐，清洁局部并再次消毒针眼。本法适用于风热感冒。

（3）耳针法　选肺、内鼻、下屏尖、额，用中、强刺激。咽痛加咽喉、扁桃体，毫针刺。

【注意】

1. 感冒与某些传染病早期症状相似，临床应加以鉴别。

2. 在感冒流行期，针灸双侧足三里，每日1次，连续3天，有预防作用。

咳嗽

（一）概念

咳嗽是肺系疾病的主要症状。"咳"指有声无痰，"嗽"指有痰无声，临床多声痰并见，故并称咳嗽。根据发病原因，咳嗽可分为外感咳嗽和内伤咳嗽两大类。

咳嗽多见于西医学的上呼吸道感染，急、慢性支气管炎，支气管扩张，肺炎，肺结核等，是肺系多种疾病的常见症状。

（二）病因病机

咳嗽的病因分为外感、内伤两个方面。

（三）辨证

1. 外感咳嗽

主症：咳嗽病程较短，起病急骤，或兼有表证。

兼症：兼见咳嗽声重，咽喉作痒，咯痰稀白，头痛发热，鼻塞流涕，形寒无汗，肢体酸楚，苔薄白，脉浮紧，为风寒束肺；咯痰黄稠，身热头痛，汗出恶风，苔薄黄，脉浮数，为风热犯肺。

2. 内伤咳嗽

主症：起病缓慢，病程较长，兼脏腑功能失调症状。

兼症：兼见咳嗽痰多，色白质粘稠，胸脘痞闷，神疲纳差，苔白腻，脉濡滑，为痰湿阻肺；气逆咳嗽，引胁作痛，痰少而黏，面赤咽干，苔黄少津，脉弦数，为肝火灼肺；干咳，咳声短，以午后黄昏为剧，少痰，或痰中带血，潮热盗汗，形体消瘦，两颊红赤，神疲乏力，舌红少苔，脉细数，为肺阴亏虚。

（四）治疗

1. 基本治疗

外感咳嗽

【治法】疏风解表，宣肺止咳。以手太阴、手阳明经穴为主。

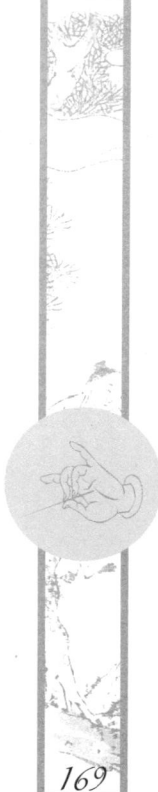

【主穴】列缺、合谷、肺俞。

【配穴】风寒束肺者，配风门；风热犯肺者，配大椎；咽喉痛者，配少商。

【操作】毫针泻法，风热疾刺，风寒留针或针灸并用，背部加拔火罐。

【方义】列缺散风祛邪，宣肺解表，合谷与之原络配穴，加强解表之效；肺俞通调肺气，使清肃有权。

内伤咳嗽

【治法】肃肺理气，止咳化痰。以手足太阴经穴为主。

【主穴】肺俞、太渊、三阴交。

【配穴】痰湿阻肺者，配丰隆、阴陵泉；肝火灼肺者，配行间、鱼际；肺阴亏虚者，配膏肓、太溪；咯血者，配孔最。

【操作】毫针平补平泻法。

【方义】肺俞调理肺气；太渊为肺经原穴，本脏真气所注，与肺俞相配，调补肺气；三阴交疏肝健脾，滋阴降火，化痰止咳。

2. 其他治疗

（1）穴位贴敷法 选肺俞、定喘、风门、膻中、丰隆，用白附子、洋金花、川椒、樟脑，或白芥子、细辛、丁香、苍术、川芎等药制成膏药，贴在穴位上。

（2）穴位注射法 选定喘、大杼、肺俞、风门，用维生素 B_1 注射液 100 毫克，或胎盘注射液，每次 1～2 穴，每穴 0.5 毫升。适用于慢性咳嗽。

哮喘

（一）概念

哮喘是一种常见的反复发作性疾患。临床以呼吸急促，喉间哮鸣，甚则张口抬肩，不能平卧为主症。哮与喘同样会有呼吸急促的表现，但症状表现略有不同，"哮"是呼吸急促，喉间有哮鸣音；"喘"是呼吸困难，甚则张口抬肩。正如《医学正传》说："大抵哮以声响名，喘以气息言。"临床所见哮必兼喘，喘未必兼哮。两者每同时举发，其病因病机也大致相同，故合并叙述。本病一年四季均可发病，尤以寒冷季节和气候急剧变化时发病较多。男女老幼皆可罹患。

哮喘多见于西医学的支气管哮喘、慢性喘息性支气管炎、肺炎、肺气肿、心源性哮喘等。临床常见的支气管哮喘常分为外源性、内源性及混合性。外源性哮喘是机体接触抗原性物质（如吸入花粉、真菌孢子，进食鱼、虾、牛奶、蛋类及接触青霉素等）所致，多数认为这类病人为过敏体质。内源性哮喘是指非抗原性所引起者，如呼吸道感染、寒冷空气、理化因素等所致。内、外源性哮喘均以支气管平滑肌收缩，血管扩张、黏膜水肿、分泌亢进为主要病理特点。

（二）病因病机

本病的基本病因为痰饮内伏，遇感诱发。小儿每因反复感受时邪而引起；成年人多由久病咳嗽而形成。脾失健运，聚湿生痰，或偏嗜咸味、肥腻或进食虾蟹鱼腥，以及情志、劳倦等，均可引动肺经蕴伏之痰饮，痰饮阻塞气道，肺气升降失常，而发为痰鸣哮喘。发作期可气阻痰壅，阻塞气道，表现为邪实证；如反复发作，必致肺气耗损，久则累及脾、肾，故在缓解期多见虚象。

（三）辨证

1. 实证

主症：病程短，或当哮喘发作期，哮喘声高气粗，呼吸深长，呼出为快，体质较强，脉象有力。

兼症：兼见咳嗽喘息，咯痰稀薄，形寒无汗，头痛，口不渴，脉浮紧，苔白薄，为风寒外袭；咳喘，痰黏，咯痰不爽，胸中烦闷，咳引胸胁作痛，或见身热口渴，纳呆，便秘，脉滑数，苔黄腻，为痰热阻肺。

2. 虚证

主症：病程长，反复发作或当哮喘间歇期，哮喘声低气怯，气息短促，体质虚弱，脉象无力。

兼症：兼见喘促气短，喉中痰鸣，语言无力，吐痰稀薄，动则汗出，舌质淡或微红，脉细数或软而无力，为肺气不足；气息短促，动则喘甚，汗出肢冷，舌淡，脉沉细，为肺肾两虚。

（四）治疗

1. 基本治疗

实证

【治法】祛邪肃肺，化痰平喘。以手太阴经穴及相应背俞穴为主。

【主穴】列缺、尺泽、膻中、肺俞、定喘。

【配穴】风寒者，配风门；风热者，配大椎、曲池；痰热者，配丰隆；喘甚者，配天突。

【操作】毫针泻法。风寒者可合用灸法，定喘穴刺络拔罐。

【方义】手太阴经列缺以宣通肺气，祛邪外出；选其合穴尺泽以肃肺化痰，降逆平喘。膻中乃气之会穴，可宽胸理气，舒展气机，与肺之背俞穴相配，宣肺祛痰；定喘为止哮平喘之效穴。

虚证

【治法】补益肺肾，止哮平喘。以相应背俞穴及手太阴、足少阴经穴为主。

【主穴】肺俞、膏肓、肾俞、定喘、太渊、太溪、足三里。

【配穴】肺气不足者，配气海；肺肾两虚者，配阴谷、关元。

【操作】定喘用刺络拔罐，余穴用毫针补法。可酌用灸法或拔火罐。

【方义】肺俞、膏肓针灸并用可补益肺气。补肾俞以纳肾气。肺经原穴太渊配肾经原穴太溪，可充肺肾真原之气。足三里调和胃气，以资气血生化之源，使水谷精微上归于肺，肺气充则自能卫外。定喘为平喘之效穴。

2. 其他治疗

（1）穴位贴敷法　选肺俞、膏肓、膻中、定喘。用白芥子30克，甘遂15克，细辛15克共为细末，用生姜汁调药粉成糊状，制成药饼如蚕豆大，上放少许丁桂散，敷于穴位上，用胶布固定。贴30～60分钟后取掉，局部有红晕微痛为度。若起泡，消毒后挑破，涂龙胆紫；亦可采用斑蝥膏贴敷发泡。

（2）穴位埋藏法　选膻中、定喘、肺俞。常规消毒后，局部浸润麻醉，用三角缝合针，将"0"号羊肠线埋于穴下肌肉层，每10～15天更换1次。

（3）穴位割治法　选膻中穴，常规消毒后，局部浸润麻醉，切开穴位1厘米，割去皮下脂肪，缝合后，外用消毒敷料固定即可。每10～15天做1次，一般做1～2次。

（4）耳针法　选平喘、下屏尖、肺、神门、皮质下。每次取2～3穴，捻转法用中、强刺激，适用于哮喘发作期。

【注意】

1. 哮喘可见于多种疾病，发作缓解后，应积极治疗其原发病，心源性哮喘常见于左心功能不全，系因肺水肿所引起，要注意鉴别，主要治疗原发病，针刺只作辅助治疗。

2. 对发作严重或哮喘持续状态，应配合药物治疗。

3. 气候转变时应注意保暖。属过敏体质者，注意避免接触致敏原和进食过敏食物。

呕吐

（一）概念

呕吐既可单独为患，亦可见于多种疾病。有物有声谓之呕，有物无声谓之吐，有声无物谓之干呕。

呕吐可见于西医学的急、慢性胃炎，胃扩张，贲门痉挛，幽门痉挛，胃神经官能症，胆囊炎，胰腺炎。

（二）病因病机

外邪犯胃、饮食不节、情志失调、体虚劳倦等引起胃气上逆而发为呕吐。

（三）辨证

1. 实证

主症：发病急，呕吐量多，吐出物多酸臭味，或伴寒热。

兼症：兼见呕吐清水或痰涎，食久乃吐，大便溏薄，头身疼痛，胸脘痞闷，喜暖畏寒，舌白，脉迟者，为寒邪客胃；食入即吐，呕吐酸苦热臭，大便干结，口干而渴，喜寒恶热，苔黄，脉数者，为热邪内蕴；呕吐清水痰涎，脘闷纳差，头眩心悸，苔白腻，脉滑者，为痰饮内阻；呕吐多在食后精神受刺激时发作，吞酸，频频嗳气，平时多烦善怒，苔薄白，脉弦者，为肝气犯胃。

2. 虚证

主症：病程较长，发病较缓，时作时止，吐出物不多，腐臭味不甚。

兼症：兼见饮食稍有不慎，呕吐即易发作，时作时止，纳差便溏，面色㿠白，倦怠乏力，舌淡苔薄，脉弱无力者，为脾胃虚寒。

（四）治疗

1. 基本治疗

【治法】和胃降逆，理气止呕。以手厥阴、足阳明经穴为主。

【主穴】内关、足三里、中脘。

【配穴】寒邪客胃者，配上脘、胃俞；热邪内蕴者，配合谷、金津、玉液；饮食停滞者，配梁门、天枢；痰饮内阻者，配公孙、丰隆；肝气犯胃者，配期门、太冲；脾胃虚寒者，配脾俞、章门；腹胀者，配天枢、气海；肠鸣者，配脾俞、大肠俞；泛酸干呕者，配公孙。

【操作】足三里平补平泻，内关、中脘泻法。配穴虚补实泻。虚寒加灸。

【方义】内关宽胸利气，降逆止呕；足三里疏理胃肠气机，通降胃气；中脘理气和胃止呕。

2. 其他治疗

（1）耳针法　选胃、贲门、食道、交感、肝、脾、神门。毫针刺，中等刺激，或揿针埋藏，或王不留行籽贴压。

（2）穴位注射法　选穴参照基本治疗穴位。用维生素 B_1 或维生素 B_{12} 注射液，每穴 0.5 ~ 1 毫升。

胃痛

（一）概念

胃痛又称胃脘痛，是以上腹胃脘反复发作性疼痛为主的症状。由于疼痛位置近心窝部，古人又称"心痛""胃心痛""心腹痛""心下痛"等。《医学正传》说："古方九种心痛……详其所由，皆在胃脘而实不在心也。"后世医家对胃痛与心痛有了明确的区分。胃痛病位在胃，而及于脾，与"真心痛"发生于心系之病证有本质的不同，临床应加以区别。

胃痛多见于西医学的急、慢性胃炎，消化性溃疡，胃肠神经官能症，胃黏膜脱垂等病，是各种原因导致胃黏膜刺激、受损或胃平滑肌痉挛所出现的症状。

（二）病因病机

胃痛发生的常见原因有寒邪客胃、饮食伤胃、肝气犯胃和脾胃虚弱等。胃主受纳，腐熟水谷，若寒邪客于胃中，寒凝不散，阻滞气机，可致胃气不和而疼痛；或因饮食不节，饥饱无度，或过食肥甘，食滞不化，气机受阻，胃失和降引起胃痛；肝对脾胃有疏泄作用，如因恼怒抑郁，气郁伤肝，肝失条达，横逆犯胃，亦可发生胃痛；若劳倦内伤，久病脾胃虚弱，或禀赋不足，中阳亏虚，胃失温养，内寒滋生，中焦虚寒而痛；亦有气郁日久，瘀血内结，气滞血瘀，阻碍中焦气机，而致胃痛发作。总之，胃痛发生的病机分为虚、实两端。实证为气机阻滞，不通则痛；虚证为胃腑失于温煦或濡养，失养则痛。

（三）辨证

1. 实证

主症：上腹胃脘部暴痛，痛势较剧，痛处拒按，饥时痛减，纳后痛增。

兼症：兼见胃痛暴作，脘腹得温痛减，遇寒则痛增，恶寒喜暖，口不渴，喜热饮，或伴恶寒，苔薄白，脉弦紧者，为寒邪犯胃；胃脘胀满疼痛，嗳腐吞酸，嘈杂不舒，呕吐或矢气后痛减，大便不爽，苔厚腻，脉滑者，为饮食停滞；胃脘胀满，脘痛连胁，嗳气频频，吞酸，大便不畅，每因情志因素而诱发，心烦易怒，喜太息，苔薄白，脉弦者，为肝气犯胃；胃痛拒按，痛有定处，食后痛甚，或有呕血便黑，舌质紫暗或有瘀斑，脉细涩者，为气滞血瘀。

2. 虚证

主症：上腹胃脘部疼痛隐隐，痛处喜按，空腹痛甚，纳后痛减。

兼症：兼见泛吐清水，喜暖，大便溏薄，神疲乏力，或手足不温，舌淡苔薄，脉虚弱或迟缓，为脾胃虚寒；胃脘灼热隐痛，似饥而不欲食，咽干口燥，大便干结，舌红少津，脉弦细或细数，为胃阴不足。

（四）治疗

1. 基本治疗

【治法】和胃止痛。以足阳明、手厥阴经穴及相应募穴为主。

【主穴】足三里、内关、中脘。

【配穴】寒邪犯胃者，配胃俞；饮食停滞者，配下脘、梁门；肝气犯胃者，配太冲；气滞血瘀者，配膈俞；脾胃虚寒者，配气海、关元、脾俞、胃俞；胃阴不足者，配三阴交、内庭。

【操作】足三里用平补平泻法，疼痛发作时，持续行针 1～3 分钟，直到痛止或缓解。内关、中脘均用泻法。配穴按虚补实泻法操作。寒气凝滞、脾胃虚寒者，可用灸法。

【方义】足三里乃足阳明胃经下合穴，"合治内腑"，可疏调胃气，和胃止痛。中脘为胃之募穴，腑之所会，可健运中州，调理气机。内关宽胸解郁，行气止痛。

2. 其他治疗

（1）穴位注射法　选中脘、足三里、肝俞、胃俞、脾俞。每次选 2 穴，诸穴可交替使用。以黄芪、丹参或当归注射液，每穴注入药液 1 毫升，每日或隔日 1 次。

（2）耳针法　选胃、肝、脾、神门、交感、十二指肠。毫针刺，用中等强度，或用揿针埋藏，或用王不留行籽贴压。

【注意】

1. 针灸对胃脘疼痛、上腹胀满不适、嗳气、恶心等症状效果较好。

2. 胃痛的临床表现有时可与肝胆疾患及胰腺炎相似，须注意鉴别。

3. 溃疡病出血在穿孔等重症时，应及时采取措施或外科治疗。

4. 平时注意饮食规律，忌食刺激食物。

（一）概念

腹痛指胃脘以下、耻骨毛际以上部位发生的疼痛。可见于多种脏腑疾患，如痢疾、泄泻、肠痈、妇科经带病证等。腹部内有肝、胆、脾、胃、肾、大肠、小肠、膀胱等脏腑，体表为足阳明、足少阳、足三阴经、冲脉、任脉、带脉所过，若外邪侵袭，或内有所伤，以致上述经脉气血受阻，或气血不足以温养，均能导致腹痛。

腹痛多见于内、妇、外科等疾病，而以消化系统和妇科病更为常见。

（二）病因病机

寒、湿、暑、热之邪侵入腹中，使脾胃运化功能失调，邪滞于中，气机阻滞，不通则痛。若外感寒邪，或过食生冷，寒邪内阻，气机阻滞，可以引起腹痛。若感受湿热之邪，恣食辛热厚味，湿热食滞交阻，导致传导失职，气机不和，腑气不通，亦可引起腹痛。或情志抑郁，肝气横逆，气机阻滞，或因腹部手术后、跌仆损伤，导致气滞血瘀，络脉阻塞而引起腹痛。若素体阳虚，脾阳不振，气血不足，脏腑经脉失于温养，而作腹痛。尤其是足太阴经、足阳明经别入腹里，足厥阴经抵小腹，任脉循腹里，因此，腹痛与这4条经脉密切相关。

（三）辨证

1. 急性腹痛

主症：胃脘以下、耻骨毛际以上部位疼痛，发病急骤，痛势剧烈，伴发症状明显，多为实证。

兼症：兼见腹痛暴急，喜温怕冷，腹胀肠鸣，大便稀或溏薄，四肢欠温，口不渴，小便清长，舌淡，苔白，脉沉紧者，为寒邪内积；腹痛拒按，胀满不舒，大便秘结或溏滞不爽，烦渴引饮，汗出，小便短赤，舌红，苔黄腻，脉濡数者，为湿热壅滞；脘腹胀闷或痛，攻窜，痛引少腹，得嗳气或矢气则腹痛酌减，遇恼怒则加剧，舌紫暗，或有瘀点，脉弦涩者，为气滞血瘀。

2. 慢性腹痛

主症：胃脘以下、耻骨毛际以上部位疼痛，病程较长，腹痛缠绵，多为虚证，或虚实兼夹。

兼症：兼见腹痛缠绵，时作时止，饥饿劳累后加剧，痛时喜按，大便溏薄，神疲怯冷，舌淡，苔薄白，脉沉细者，为脾阳不振。

（四）治疗

1. 基本治疗

【治法】通调腑气，缓急止痛。以足阳明、足太阴、足厥阴经及任脉穴为主。

【主穴】足三里、中脘、天枢、三阴交、太冲。

【配穴】寒邪内积者，配神阙、公孙；湿热壅滞者，配阴陵泉、内庭；气滞血瘀者，配曲泉、血海；脾阳不振者，配脾俞、胃俞、章门。

【操作】太冲用泻法，其余主穴用平补平泻法。配穴按虚补实泻法操作；寒证可配用艾灸。腹痛发作时，足三里持续强刺激 1～3 分钟。

【方义】足三里为胃之下合穴，"肚腹三里留"，中脘乃腑会、胃之募穴，天枢位于腹部，三穴可通调胃肠腑气。三阴交调理足三阴经之气血。肝经原穴太冲，疏肝而通调气机。

2. 其他治疗

（1）耳针法　选胃、小肠、大肠、肝、脾、交感、神门、皮质下。每次以 2～4 穴，疼痛时用中强刺激捻转，亦可用撤针或王不留行籽按压。本法适用于急、慢性肠炎引起的腹痛。

（2）穴位注射法　选天枢、足三里。用异丙嗪和阿托品各 50 毫克混合，每穴注入 0.5 毫升，每日 1 次。

【注意】

1. 针灸治疗腹痛效果较好，如属急腹症，在针灸治疗的同时应严密观察病情变化，凡适应手术的急腹症，应转外科治疗。

2. 平时宜饮食有节，避免暴饮暴食，忌食生冷不洁之物。

泄泻

（一）概念

泄泻亦称"腹泻"，是指排便次数增多，粪便稀薄，或泻出如水样。古人将大便溏薄者称为"泄"，大便如水注者称为"泻"。本病一年四季均可发生，但以夏、秋两季多见。本证可见于多种疾病，临床可概分为急性泄泻和慢性泄泻两类。

泄泻多见于西医学的急慢性肠炎、胃肠功能紊乱、过敏性肠炎、溃疡性结肠炎、肠结核等。西医学认为腹泻可由多种原因引起，当摄入大量不吸收的高渗溶质，使体液被动进入肠腔时，可导致渗透性腹泻；由于胃肠道水与电解质分泌过多或吸收受抑制而引起分泌性腹泻；当肠黏膜完整性因炎症、溃疡等病变而受到损伤时，造成大量渗出而形成渗出性腹泻（炎症性腹泻）；当胃肠运动关系到腔内水电解质与肠上皮接触的时间缩短时，直接影响到水的吸收，形成胃肠运动功能异常性腹泻。

（二）病因病机

泄泻的病位主要在脾、胃、大肠、小肠。其致病原因，有感受外邪、饮食不节、情志所伤及脏腑虚弱等。脾虚、湿盛是导致本病发生的重要因素，两者互相影响，互为因果。

急性泄泻，因饮食不节，进食生冷不洁之物，损伤脾胃，运化失常；或暑湿热邪，客于肠胃，脾受湿困，邪滞交阻，气机不利，肠胃运化及传导功能失常，以致清浊不分，水谷夹杂而下，发生泄泻。慢性泄泻，由脾胃素虚，久病气虚或外邪迁延日久，脾胃受纳、运化失职，水湿内停，清浊不分而下；或情志不调，肝失疏泄，横逆乘脾，运化失常，而成泄泻；或肾阳亏虚，命门火衰，不能温煦脾土，腐熟水谷，而致泄泻。

（三）辨证

1. 急性泄泻

主症：发病势急，病程短，大便次数显著增多，小便减少。

兼症：兼见大便清稀，水谷相混，肠鸣胀痛，口不渴，身寒喜温，舌淡，苔白滑，脉迟者，为寒湿内盛；便稀有黏液，肛门灼热，腹痛，口渴喜冷饮，小便短赤，舌红，苔黄腻，脉濡数者，为湿热伤中；腹痛肠鸣，大便恶臭，泻后痛减，伴有未消化的食物，嗳腐吞酸，不思饮食，舌苔垢浊或厚腻，脉滑者，为饮食停滞。

2. 慢性泄泻

主症：发病势缓，病程较长，多由急性泄泻演变而来，大便次数较少。

兼症：兼见大便溏薄，腹胀肠鸣，面色萎黄，神疲肢软，舌淡苔薄，脉细弱者，为脾胃虚弱；嗳气食少，腹痛泄泻与情志有关，伴有胸胁胀闷，舌淡红，脉弦者，为肝气郁滞；黎明之前腹中微痛，肠鸣即泻，泻后痛减，形寒肢冷，腰膝酸软，舌淡苔白，脉沉细者，为肾阳虚衰。

（四）治疗

1. 基本治疗

急性泄泻

【治法】除湿导滞，通调腑气。以足阳明、足太阴经穴为主。

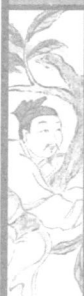

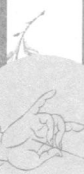

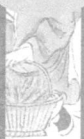

【主穴】天枢、上巨虚、阴陵泉、中脘。

【配穴】寒湿内盛者，配神阙；湿热伤中者，配内庭；饮食停滞者，配下脘。

【操作】毫针泻法。神阙用隔姜灸法。

【方义】天枢为大肠募穴，可调理肠胃气机。上巨虚为大肠下合穴，可运化湿滞，取"合治内腑"之意。阴陵泉可健脾化湿。中脘为胃之募穴，腑之所会，可健运中州，调理气机。

慢性泄泻

【治法】健脾温肾，固本止泻。以任脉、足阳明经穴及背俞穴为主。

【主穴】大肠俞、天枢、足三里、三阴交。

【配穴】脾胃虚弱者，配脾俞、太白；肝气郁滞者，配太冲；肾阳虚衰者，配肾俞、命门。

【操作】天枢用平补平泻法；足三里、三阴交用补法。配穴按虚补实泻法操作。

【方义】天枢为大肠募穴，与大肠俞相配，能调理肠胃气机。足三里健脾益胃，消胀止泻。三阴交健脾利湿，疏肝补肾。

2. 其他治疗

（1）穴位注射法　选天枢、上巨虚。用黄连素注射液，或用维生素 B_1、维生素 B_{12} 注射液，每穴每次注射 0.5 ~ 1 毫升，每日或隔日 1 次。

（2）耳针法　选大肠、胃、脾、肝、肾、交感。每次以 3 ~ 4 穴，毫针刺，中等刺激。亦可用揿针埋藏，或用王不留行籽贴压。

【注意】

1. 针灸治疗急、慢性泄泻效果较好，但对严重失水或由恶性病变所引起的腹泻，则应采用综合性治疗。

2. 发病期间应注意饮食卫生，忌食生冷、辛辣、油腻之品，饮食宜清淡。

便秘

（一）概念

便秘是指大便秘结不通，粪质干燥坚硬，排便坚涩难下，排便次数减少，间隔时间延长，或粪质不硬，虽有便意，但排出困难的病证。

西医学认为便秘主要是由神经系统病变、全身病变、肠道病变及不良排便习惯所引起，可分为结肠便秘和直肠便秘。前者系食物残渣在结肠中运行迟缓所引起；后者指食物在直肠滞留过久，又称排便困难。

（二）病因病机

便秘主要为大肠传导功能失常，粪便在肠内停留时间过久，水液被吸收，以致便燥难解。本证的发生与脾、胃及肾脏关系密切，可分为实证和虚证两类。

实证便秘，多由素体阳盛，嗜食辛辣厚味，以致胃肠积热，或邪热内燔，津液受灼，肠道燥热，大便干结；或因情志不畅，忧愁思虑过度，或久坐少动，肺气不降，肠道气机郁滞，通降失常，传导失职，糟粕内停而成便秘。虚证便秘，多由病后、产后，气血两伤未复，或年迈体弱，气血亏耗所致，气虚则大肠传导无力，血虚则肠失滋润；或下焦阳气不充，阴寒凝结，腑气受阻，糟粕不行，凝结肠道而成便秘。

（三）辨证

主症：大便秘结不通，排便艰涩难解。

兼症：兼见大便干结，腹胀腹痛，身热，口干口臭，喜冷饮，舌红，苔黄或黄燥，脉滑数者，为热邪壅盛（热秘）；欲便不得，嗳气频作，腹中胀痛，纳食减少，胸胁痞满，舌苔薄腻，脉弦者，为气机郁滞（气秘）；虽有便意，但排出不畅，便后疲乏，大便并不干硬，面色㿠白，神疲气怯，舌淡嫩，苔薄，脉虚细者，为气虚（虚秘）；

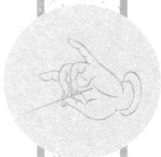

大便秘结，面色无华，头晕心悸，唇舌色淡，脉细者，为血虚（虚秘）；大便艰涩，排出困难，腹中冷痛，面色㿠白，四肢不温，畏寒喜暖，小便清长，舌淡苔白，脉沉迟者，为阴寒内盛（冷秘）。

（四）治疗

1. 基本治疗

【治法】调理肠胃，行滞通便。以大肠俞、募、下合穴为主。

【处方】天枢、支沟、大肠俞、上巨虚。

【配穴】热秘者，配合谷、曲池；气秘者，配太冲、中脘；气虚者，配脾俞、气海；血虚者，配足三里、三阴交；冷秘者，配神阙、关元。

【操作】主穴用毫针泻法。配穴按虚补实泻法操作，神阙、关元用灸法。

【方义】天枢乃大肠募穴，与大肠俞同用属俞募配穴，加用大肠下合穴上巨虚，三穴共用能疏通大肠腑气，腑气通则大肠传导功能复常。支沟宣通三焦气机，三焦之气通畅，则肠腑通调。

2. 其他治疗

（1）耳针法　选大肠、直肠、交感、皮质下。毫针刺，中等强度或弱刺激，或用揿针，或用王不留行籽贴压。

（2）穴位注射法　选穴参照基本治疗穴位。用生理盐水或维生素 B_1、维生素 B_{12} 注射液，每穴注射 0.5～1 毫升，每日或隔日 1 次。

【注意】

1. 针灸治疗本病尤其对功能性便秘有较好疗效，如经治疗多次而无效者须查明原因。

2. 平时应坚持体育锻炼，多食蔬菜水果，养成定时排便习惯。

癃闭

（一）概念

癃闭是指排尿困难、点滴而下，甚至小便闭塞不通的一种疾患。"癃"指小便不利，点滴而下，病势较缓；"闭"指小便不通，欲溲不下，病势较急。癃与闭虽有区别，但都指排尿困难，只是程度上的不同，故常合称"癃闭"。

本病可见于西医学中的膀胱、尿道器质性和功能性病变及前列腺疾患等所造成的排尿困难和尿潴留。

（二）病因病机

泄泻的病因分为实证和虚证两个方面。

（三）辨证

1. 实证

主症：发病急，小便闭塞不通，努责无效，小腹胀急而痛，烦躁口渴，舌质红，苔黄腻。

兼症：兼见口渴不欲饮，或大便不畅，舌红，苔黄腻，脉数者，为湿热内蕴；呼吸急促，咽干咳嗽，舌红，苔黄，脉数者，为肺热壅盛；多烦善怒，胁腹胀满，舌红，苔黄，脉弦者，为肝郁气滞；有外伤或损伤病史，小腹满痛，舌紫暗或有瘀点，脉涩者，为瘀浊闭阻。

2. 虚证

主症：发病缓，小便淋漓不爽，排出无力，甚则点滴不通，精神疲惫，舌质淡，脉沉细而弱。

兼症：兼见气短纳差，大便不坚，小腹坠胀，舌淡，苔白，脉细弱者，为脾虚气弱；若面色㿠白，神气怯弱，腰膝酸软，畏寒乏力，

舌淡，苔白，脉沉细无力者，为肾阳虚弱。

（四）治疗

1. 基本治疗

实证

【治法】清热利湿，调理膀胱。以足太阴经穴及相应俞、募穴为主。

【主穴】阴陵泉、三阴交、中极、膀胱俞。

【配穴】湿热内蕴者，配委阳；肺热壅盛者，配尺泽；肝郁气滞者，配太冲、支沟；瘀血闭阻者，配次髎、血海。

【操作】毫针泻法。针刺中极，应先叩诊，检查膀胱的膨胀程度，以便决定针刺的方向、角度和深浅，不能直刺者，则向下斜刺或透刺法，使针感能达到会阴并引起小腹收缩、抽动为好。

【方义】三阴交通调气血，消除瘀滞；阴陵泉清热利湿，通小便；中极配膀胱俞促进气化。

虚证

【治法】温补脾肾，益气启闭。以足太阳经、任脉及相应背俞穴为主。

【主穴】三阴交、关元、脾俞、三焦俞、肾俞。

【配穴】脾气虚弱者，配气海、足三里；肾阳虚弱者，配太溪、阴谷；无尿意或无力排尿者，配气海、曲骨。

【操作】毫针补法，亦可用温针灸，每日1～2次。

【方义】关元温补下元鼓舞气化；脾俞、肾俞补益脾肾；三焦俞通调三焦，促进气化。

2. 其他治疗

（1）耳针法　选肾、膀胱、肺、肝、脾、三焦、交感、神门、皮质下、腰骶椎。每次选3～5穴，毫针中强刺激，亦可用揿针埋藏，或用王不留行籽贴压。

（2）穴位注射法　选神阙穴。用葱白、冰片、田螺或鲜青蒿、甘草、甘遂各适量，混合捣烂后敷于脐部，外用纱布固定，加热敷。

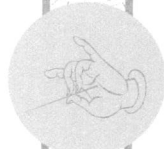

第⑧章
妇儿科病证的针灸治疗

月经不调

（一）概念

中医妇科中月经不调的含义有广义与狭义之分，广义的月经不调，泛指一切月经病；狭义的月经不调仅仅指月经的周期、经色、经量、经质出现异常改变，并伴有其他症状。本章以月经周期的异常作为本病的主要症状介绍，而经期的异常往往会伴有经量、经色、经质的异常，临证时当全面分析。月经不调可分为月经先期（经早）、月经后期（经迟）和月经先后无定期（经乱）。

西医学认为，月经受垂体前叶和卵巢分泌的激素的调节，而呈现周期性子宫腔流血。如丘脑下部—垂体—卵巢之间的动态关系失于平衡，导致其功能失常而产生月经不调。

（二）病因病机

中医学认为，月经多与肝、脾、肾关系密切，肾气旺盛，肝脾调和，冲任脉盛，则月经按时而下。

月经先期，或因素体阳盛，过食辛辣，助热生火；或情志急躁或抑郁，肝郁化火，热扰血海；或久病阴亏，虚热扰动冲任；或饮食不节，劳倦过度，思虑伤脾，脾虚统摄无权而发为月经先期。

月经后期，或因外感寒邪，寒凝血脉；或久病伤阳，运血无力；或久病体虚，阴血亏虚，或饮食劳倦伤脾，化源不足，而致月经后期。

月经先后无定期，或因情志抑郁，疏泄不及则后期，气郁化火，扰动冲任则先期；或因禀赋素弱，重病久病，使肾气不足，行血无力，或精血不足，血海空虚则后期，若肾阴亏虚，虚火内扰则先期。

（三）辨证

1. 月经先期

主症：月经周期提前 7 天以上，甚至 10 余日一行。

兼症：兼见月经量多，色深红或紫，质黏稠，伴面红口干，心胸烦热，小便短赤，大便干燥，舌红，苔黄，脉数者，为实热证；月经量少或量多，色红质稠，两颧潮红，手足心热，舌红，苔少，脉细数者，为虚热证；月经量多，色淡质稀，神疲肢倦，心悸气短，纳少便溏，舌淡，脉细弱者，为气虚证。

2. 月经后期

主症：月经推迟 7 日以上，甚至 40 ~ 50 日一潮。

兼症：兼见月经量少色暗，有血块，小腹冷痛，得热则减，畏寒肢冷，苔薄白，脉沉紧者，为寒实证；月经周期延后，月经色淡而质稀，量少，小腹隐隐作痛，喜暖喜按，舌淡，苔白，脉沉迟者，为虚寒证。

3. 月经先后无定期

主症：月经提前或推后 1 ~ 2 周，连续 2 个月经周期以上，经量或多或少。

兼症：兼见月经色紫暗，有血块，经行不畅，胸胁、乳房作胀，小腹胀痛，时叹息，嗳气不舒，苔薄白，脉弦者，为肝郁证；经来先后不定，量少，色淡，腰骶酸痛，头晕耳鸣，舌淡，苔白，脉沉弱者，为肾虚证。

（四）治疗

1. 基本治疗

月经先期

【治法】清热调经。以任脉及足太阴经穴为主。

【主穴】关元、三阴交、血海。

【配穴】实热证者，配太冲或行间；虚热证者，配太溪；气虚证者，配足三里、脾俞；月经过多者，配隐白；腰骶疼痛者，配肾俞、次髎。

【操作】关元、三阴交用平补平泻法，血海用泻法。配穴按虚补实泻法操作。气虚者针后加灸或者用温针灸。

【方义】关元属任脉穴，为调理冲任的要穴。血海清泄血分之热。三阴交调理肝、脾、肾，为调经之要穴。

月经后期

【治法】温经散寒，行血调经。以任脉及足太阴经穴为主。

【主穴】气海、三阴交。

【配穴】寒实证者，配子宫；虚寒证者，配命门、腰阳关。

【操作】气海、三阴交用毫针补法，可用灸法。配穴按虚补实泻法操作，可用灸法或温针灸。

【方义】气海可益气温阳，温灸更可温经散寒。三阴交为肝、脾、肾三经交会穴，可调补三阴经之经气，从而和血调经。

月经先后天定期

【治法】疏肝益肾，调理冲任。以任脉及足太阴经穴为主。

【主穴】关元、三阴交、肝俞。

【配穴】肝郁者，配期门、太冲；肾虚者，配肾俞、太溪；胸胁胀痛者，配膻中、内关。

【操作】肝俞用毫针泻法，其余主穴用补法。配穴按虚补实泻法操作。

【方义】关元补肾培元，通调冲任。三阴交为足三阴经交会穴，能补脾胃、益肝肾、调气血。肝俞乃肝之背俞穴，有疏肝理气之作用。

2. 其他治疗

（1）耳针法　选皮质下、内生殖器、内分泌、肾、肝、脾。每次选2～4穴，毫针刺，用中等刺激，或用耳穴贴压法。

（2）皮肤针法　选背腰骶部夹脊穴或背俞穴，下腹部任脉、肾经、

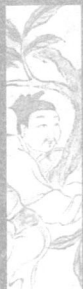

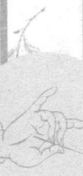

脾胃经，下肢足三阴经。用梅花针叩刺，至局部皮肤潮红，隔日1次。

（3）穴位注射法　选关元、三阴交、气海、血海、肝俞、脾俞、肾俞。每次选2～3穴，用5%当归注射液或10%丹参注射液，每穴注入药液0.5毫升，隔日1次。

【注意】

1. 针灸对月经不调有很好的疗效，如系生殖系统器质性病变引起的月经不调，应及早作适当处理。

2. 一般多在经前5～7天开始治疗，至下次月经来潮前再治疗，连续治疗3～5个月，直到病愈。若经行时间不能掌握，可于月经净止之日起针灸，隔日1次，直到月经不潮时为止，连续治疗3～5个月。

3. 注意经期卫生，少进生冷及刺激性食物；调摄情志，避免精神刺激；适当减轻体力劳动强度。

痛经

（一）概念

妇女在月经期前后或月经期中发生小腹及腰部疼痛，或痛引腰骶，甚至难以忍受，影响工作及日常生活者，称为痛经。本病以青年妇女为多见。

西医学将痛经分为原发性与继发性痛经两类。生殖器官无器质性病变者，称为原发性痛经，或称功能性痛经，常发生于月经初潮后不久的未婚或未孕的年轻妇女，常于婚后或分娩后自行消失。由于生殖器官器质性病变所引起的痛经，称为继发性痛经，常见于子宫内膜异位症、急慢性盆腔炎、肿瘤、子宫颈狭窄及阻塞等。本病常与生殖器官局部病变、精神因素和神经、内分泌因素有关。

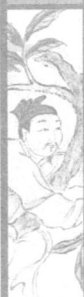

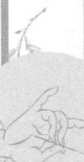

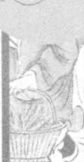

（二）病因病机

痛经多由情志不调，肝气郁结，血行受阻；或经期受寒饮冷，坐卧湿地，冒雨涉水，寒湿之邪客于胞宫，气血运行不畅所致；或由脾胃素虚，或大病久病，气血虚弱，或禀赋素虚，肝肾不足，精血亏虚，加之行经之后精血更虚，胞脉失养而引起痛经。

（三）辨证

1. 实证

主症：疼痛多发生在经期或经期，痛势剧烈，经行不畅，少腹疼痛拒按，经色紫红或紫黑，有血块，下血块后疼痛可缓解。

兼症：兼见经前期乳房胀痛，舌有瘀斑，脉细弦者，为气滞血瘀；腹痛有冷感，得温热疼痛可缓解，月经量少，色紫黑有块，苔白腻，脉沉紧者，为寒邪凝滞。

2. 虚证

主症：腹痛多在经后，小腹绵绵作痛，少腹柔软喜按，月经色淡、量少。

兼症：兼见面色苍白或萎黄，倦怠无力，头晕眼花，心悸，舌淡，舌体胖大边有齿痕，脉细弱者，为气血不足；腰膝酸软，夜寐不宁，头晕耳鸣，视物模糊，舌红，苔少，脉细者，为肝肾不足。

（四）治疗

1. 基本治疗

实证

【治法】行气散寒，通经止痛。以足太阴经及任脉穴为主。

【主穴】三阴交、中极、次髎、地机。

【配穴】寒邪凝滞者，配归来；气滞血瘀者，配太冲；腹胀者，配天枢、气穴；胁痛者，配阳陵泉、光明；胸闷者，配内关。

【操作】毫针泻法，寒邪甚者可用艾灸。

【方义】三阴交为足三阴经交会穴，可通经而止痛。中极为任脉穴位，可通调冲任之气，散寒行气。次髎为治疗痛经的经验穴。地机为脾经之郄穴，能疏调脾经经气而止痛。

虚证

【治法】调补气血，温养冲任。以足太阴、足阳明经穴为主。

【主穴】三阴交、足三里、气海、关元。

【配穴】气血亏虚者，配脾俞、胃俞；肝肾不足者，配太溪、肝俞、肾俞；头晕耳鸣者，配悬钟。

【操作】毫针补法，可加用灸法。

【方义】三阴交为肝、脾、肾三经之交会穴，可以健脾益气，调补肝肾，肝、脾、肾精血充盈，胞脉得养，冲任自调。足三里补益气血。气海为任脉穴，可暖下焦，温养冲任。关元为任脉经穴，又为全身强壮要穴，可温养冲任、暖下焦。

2. 其他治疗

（1）耳针法　选内生殖器、交感、皮质下、内分泌、神门、肝、肾、腹。每次选 2 ~ 4 穴，在所选的穴位处寻找敏感点，快速捻转数分钟，每日或隔日 1 次，每次留针 20 ~ 30 分钟。也可用揿针埋藏，或用王不留行籽贴压。

（2）皮内针法　选气海、阿是穴、地机、三阴交。消毒穴位后，取揿钉型或麦粒型皮内针刺入，外用胶布固定，埋入 2 天后取出。

（3）皮肤针法　选下腹部任脉、肾经、胃经、脾经，腰骶部督脉、膀胱经、夹脊穴。消毒后，腹部从肚脐向下叩刺到耻骨联合，腰骶部从腰椎到骶椎，先上后下，先中央后两旁，以所叩部位出现潮红为度，每次叩刺 10 ~ 15 分钟，以痛止、腹部舒适为度。

（4）穴位注射法　选中极、关元、次髎、关元俞。用 2% 普鲁卡因或当归注射液，每穴每次注入药液 2 毫升，隔日 1 次。

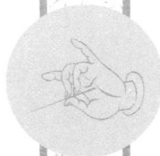

【注意】

1. 针灸对原发性痛经有较好的疗效。对继发性痛经，运用针灸减轻症状后，应诊断清楚原发病，针对原发病治疗。

2. 注意经期卫生，经期避免重体力劳动、剧烈运动和精神刺激，防止受凉、过食生冷。

经闭

（一）概念

经闭又称闭经，是指凡地处温带，年过18岁女子而月经尚未来潮，或以往有过正常月经，但又连续停经在3个周期以上的病症。

西医学将闭经分为原发性闭经和继发性闭经。正常的月经有赖于大脑皮层、下丘脑、垂体、卵巢、子宫等功能的协调，其中任何环节发生病变，都可导致闭经。其他内分泌腺体如甲状腺、肾上腺皮质功能障碍，或某些精神因素、环境改变、寒冷、消耗性疾病，刮宫过深、放射线治疗等也能引起闭经。

（二）病因病机

经闭的病因分为虚证和实证两个方面。

（三）辨证

主症：女子年过18岁而月经尚未来潮，或以往有过正常月经，经期延后，经量逐渐减少，终至闭经，连续停止月经在3个周期以上。

兼症：兼见月经超龄未至，或先经期错后，经量逐渐减少，终至经闭，属血枯经闭。头晕耳鸣，腰膝酸软，口干咽燥，五心烦热，潮热盗汗，舌红，苔少，脉弦细者，为肝肾不足；头晕目眩，心悸气短，神疲肢倦，食欲不振，舌淡苔薄白，脉沉缓者，为气血亏虚；兼见已往月经正常，骤然经闭不行，伴有腹胀痛等实象，属血滞经闭；情志抑郁，或烦躁易怒，胸胁胀满，小腹胀痛拒按，舌质紫暗或有瘀斑，脉沉弦者，为气滞血瘀；形体肥胖，胸胁满闷，神疲倦怠，白带量多，苔腻，脉滑者，为痰湿阻滞；经闭，小腹冷痛，形寒肢冷，喜温暖，苔白，脉沉迟者，为寒邪凝滞。

（四）治疗

1. 基本治疗

血枯经闭

【治法】养血调经。以任脉及足阳明经穴为主。

【主穴】关元、足三里、归来。

【配穴】气血亏虚者，配气海、脾俞、胃俞；肝肾不足者，配肝俞、肾俞；潮热盗汗者，配太溪；心悸者，配内关；纳呆者，配中脘。

【操作】补法，可灸。

【方义】关元补下元而化生精血；足三里、归来健脾胃而化生气血。

血滞经闭

【治法】活血调经。以任脉及足阳明经穴为主。

【主穴】中极、三阴交、合谷。

【配穴】气滞血瘀者，配血海、太冲；痰湿阻滞者，配阳陵泉、丰隆；寒邪凝滞者，配命门、腰阳关；胸胁胀满者，配内关。

【操作】泻法，寒凝可加灸。

【方义】中极通调冲任，疏通下焦；三阴交通胞脉而调和气血；合谷行气以通经。

2. 其他治疗

（1）耳针法　选肾、肝、心、脾、内生殖器、神门、内分泌、皮质下。中等刺激，每日或隔日1次。亦可用撤针埋藏，或用王不留行籽贴压。

（2）皮肤针法　选腰骶部相应背俞穴及夹脊穴，下腹部任脉、肾经、

胃经、脾经、带脉等，用皮肤针从上而下，用轻或中等刺激，循经每隔1厘米叩打一处，反复叩刺3遍，隔日1次。

（3）穴位注射法　选肝俞、脾俞、肾俞、气海、石门、归来、关元、三阴交、足三里，每次选2～3穴。用黄芪、当归、红花注射液或维生素 B_{12} 注射液，每穴每次1～2毫升，隔日1次。

崩漏

（一）概念

崩漏是指妇女非周期性子宫出血。发病急骤，暴下如注，大量出血者为"崩"；病势缓，出血量少，淋漓不绝者为"漏"。崩与漏虽出血情况不同，但在发病过程中两者常互相转化，如崩血量渐少，可能转化为漏，漏势发展又可能变为崩，故临床多以"崩漏"并称。青春期和更年期妇女多见。

崩漏可见于西医学的功能失调性子宫出血及其他原因引起的子宫出血。西医学认为功能失调性子宫出血是由于调节生殖的神经内分泌机制失常引起的异常子宫出血，而全身及内、外生殖器官无器质性病变存在，可分为排卵性和无排卵性两类。

（二）病因病机

本病发生的主要机制是由于冲任损伤，不能固摄经血，以致经血从胞宫非时妄行。常见的病因有素体阳盛，外感热邪，过食辛辣，致热伤冲任，迫血妄行；或情志抑郁，肝郁化火，致藏血失常；或七情内伤，气机不畅，或产后余血未净，瘀血阻滞冲任，血不归经发为崩漏；或忧思劳倦过度，损伤脾气，统摄无权，而致冲任不固；或肾阳亏损，失于封藏，使冲任不固，或肾阴不足致虚火动血，而成崩漏。本病病变涉及到冲、任二脉及肝、脾、肾三脏，证候有虚有实。

（三）辨证

1. 实证

主症：崩漏下血量多，或淋漓不断，血色红。

兼症：兼见血色深红，质黏稠，气味臭秽，口干喜饮，舌红，苔黄，脉滑数者，为血热；出血量多，色紫红而黏腻，带下量多，色黄臭秽，阴痒，苔黄腻，脉濡数者，为湿热；血色正常，或带有血块，烦躁易怒，时欲叹息，小腹胀痛，苔薄白，脉弦者，为气郁；漏下不止，或突然下血甚多，色紫红而黑，有块，小腹疼痛拒按，下血后疼痛减轻，舌质紫暗有瘀点，脉沉涩者，为血瘀。

2. 虚证

主症：暴崩下血，或淋漓不净。

兼症：兼见血色淡，质薄，面色萎黄，神疲肢倦，气短懒言，纳呆便溏，舌质淡而胖，苔白，脉沉细无力者，为脾虚；出血量多，日久不止，色淡红，少腹冷痛，喜温喜按，形寒畏冷，大便溏薄，舌淡，苔白，脉沉细而迟者，为肾阳虚；下血量少，色红，头晕耳鸣，心烦不寐，腰膝酸软，舌红，少苔，脉细数者，为肾阴虚。

（四）治疗

1. 基本治疗

实证

【治法】清热利湿，理气行瘀。以足太阴经及任脉穴为主。

【主穴】三阴交、关元、隐白、公孙。

【配穴】血热者，配血海；气郁者，配太冲；腹胀者，配天枢、气穴；胁痛者，配阳陵泉、光明；胸闷者，配内关。

【操作】毫针刺，按虚补实泻法进行操作。

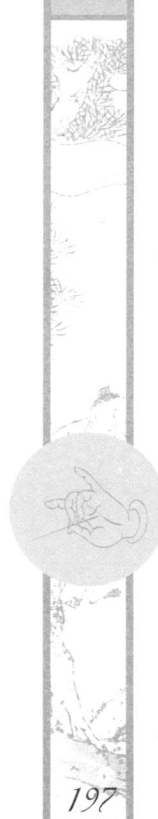

【方义】三阴交为足三阴经交会穴，可通经而止痛。关元可疏肝理气。隐白为脾经的井穴，是治疗崩漏的经验穴；公孙通冲脉，二穴配合可通调冲任，固摄经血。

虚证

【治法】调补冲任，益气调经。以任脉及足太阴经穴为主。

【主穴】三阴交、足三里、气海。

【配穴】脾虚者，配脾俞、百会；肾阳虚者，配腰阳关、命门；肾阴虚者，配然谷、太溪；头晕耳鸣者，配悬钟。

【操作】毫针刺，按虚补实泻法进行操作。

【方义】三阴交为肝、脾、肾三经之交会穴，可以健脾益气，调补肝肾。足三里补益气血，使经血生化有源。气海为任脉穴，可固本益气，调补冲任。

2. 其他治疗

（1）耳针法　选内生殖器、交感、皮质下、内分泌、神门、肝、肾、腹。每次选 2～4 穴，在所选的穴位处寻找敏感点，快速捻转数分钟，每日或隔日 1 次，每次留针 20～30 分钟。也可用揿针埋藏，或用王不留行籽贴压。

（2）皮内针法　选气海、阿是穴、地机、三阴交。消毒穴位后，取揿钉型或麦粒型皮内针刺入，外用胶布固定，埋入 2 天后取出。

（3）皮肤针法　选下腹部任脉、肾经、胃经、脾经，腰骶部督脉、膀胱经、夹脊穴。消毒后，腹部从肚脐向下叩刺到耻骨联合，腰骶部从腰椎到骶椎，先上后下，先中央后两旁，以所叩部位出现潮红为度，每次叩刺 10～15 分钟，以痛止、腹部舒适为度。

（4）穴位注射法　选中极、关元、次髎、关元俞。用 5% 当归注射液、黄芪注射液或维生素 B_2 注射液，每穴每次注入药液 2 毫升，隔日 1 次。

【注意】

1.绝经期妇女反复多次出血，应作妇科检查以明确诊断，排除癌性病变。

2. 如大量出血，出现虚脱时应及时采取抢救措施。

绝经前后诸证

（一）概念

妇女在 49 岁左右，月经开始终止，称为绝经。有些妇女在绝经前后，往往出现行经紊乱、头晕、心悸、烦躁、出汗及情志异常等，称为绝经前后诸证。

本病相当于西医学的围绝经期综合征。围绝经期指从接近绝经出现与绝经有关的内分泌、生物学和临床特征起至绝经 1 年内的时间。约 1/3 妇女能通过神经内分泌的自我调节达到新的平衡而无自觉症状；约 2/3 妇女可出现一系列性激素减少所致的症状。

（二）病因病机

本病以肾虚为主，肝、脾功能失调为标。肾虚不能濡养和温煦其他脏器，则易生此病。

（三）辨证

主症：月经紊乱，性欲减退，阵发性潮热，出汗，心悸，情绪不稳定。

兼症：兼见头晕耳鸣，失眠多梦，心烦易怒，烘热汗出，五心烦热，腰膝酸软，或皮肤感觉异常，口干便结，尿少色黄，舌红，苔少，脉数者，为肾阴虚；面色晦暗，精神萎靡，形寒肢冷，纳差腹胀，大便溏薄，或面浮肿胀，尿意频数，甚或小便失禁，舌淡，苔薄，脉沉细无力者，为肾阳虚；头晕目眩，心烦易怒，烘热汗出，腰膝酸软，经来量多，或淋漓漏下，舌质红，脉弦细而数者，为肝阳上亢；形体肥胖，胸闷痰多，脘腹胀满，恶心呕吐，食少，浮肿便溏，苔腻，脉滑者，为痰气郁结。

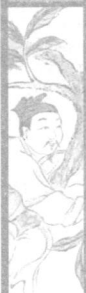

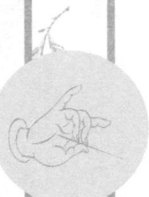

（四）治疗

1. 基本治疗

【治法】滋补肝肾，调理冲任。以任脉、足太阴经及相应背俞穴为主。

【主穴】气海、三阴交、肝俞、肾俞、脾俞。

【配穴】肾阴亏虚者，配太溪、照海；肾阳虚者，配关元、命门；肝阳上亢者，配百会、风池、太冲；痰气郁结者，配中脘、丰隆、阴陵泉；心神不宁者，配通里、神门、心俞。

【操作】补法或平补平泻法。

【方义】气海补益精气，调理冲任；三阴交合肝俞、肾俞、脾俞调补肝、肾、脾三脏。

2. 其他治疗

耳针法　选肾、肝、脾、内生殖器、神门、内分泌、皮质下、交感。每次 3～4 穴，中等刺激，每日或隔日 1 次。亦可用撳针埋藏，或用王不留行籽贴压。

带下病

（一）概念

正常带下是指妇女阴道内流的一种无色、黏稠、无臭液体，其量不多。若带下量明显增多，色、质、气味异常，或伴全身及局部症状者，称带下病。至于行经期间、经前或妊娠期带下稍有增多者，属正常生理现象。

（二）病因病机

带下病多由冲任不固，带脉失约，以致水湿浊液下注而成；或外感湿毒，郁而化热，或饮食劳倦，脾虚运化失常，水湿内停，郁久而化热，湿热下注；或素体肾气不足，下元亏损，或产后房劳，导致带脉失约，任脉不固，遂致带下。其中，黄带者为脾经湿热，白带者多属虚寒。临床病因以脾虚、肾虚及湿热下注为多。

（三）辨证

主症：阴道流出的黏稠液体增多。

兼症：兼见带下色黄，黏稠，如脓如涕，气秽臭，阴中瘙痒，小腹作痛，小便短赤，身热，口苦咽干，舌红，苔黄，脉滑数者，为湿热下注；带下色白或淡黄，无臭味，质黏稠，连绵不断，面色萎黄，食少便溏，神疲乏力，舌淡，苔白腻，脉濡弱者，为脾虚；带下色白，量多，质清稀，绵绵不断，小腹寒凉，腰部酸痛，小便频数清长，夜间尤甚，大便溏薄，舌淡，苔薄白，脉沉者，为肾虚。

（四）治疗

1. 基本治疗

【治法】固摄带脉，补益肾气，健脾利湿。以足少阳经、任脉及足太阴经穴为主。

【主穴】带脉、中极、白环俞、阴陵泉、三阴交。

【配穴】湿热下注者，配水道、次髎；脾虚者，配气海、足三里、脾俞；肾虚者，配关元、肾俞、照海；阴痒者，配蠡沟、中都、太冲；带下色红者，配间使；腰部酸痛者，配腰眼、小肠俞；纳少便溏者，配中脘、天枢。

【操作】带脉穴用平补平泻法。其余主穴用毫针泻法。配穴按虚补实泻法操作。

【方义】带脉穴固摄带脉，调理经气。中极可清理下焦，利湿化浊。白环俞助膀胱之气化，利下焦之湿邪。阴陵泉健脾利湿止带。三阴交健脾利湿，调理肝肾以止带。

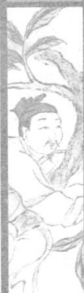

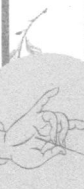

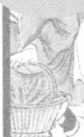

2. 其他治疗

（1）耳针法　选内生殖器、内分泌、膀胱、三焦、脾、肾、肝。毫针用中等刺激，可用揿针埋藏，或用王不留行籽贴压。

（2）三棱针法　选十七椎、八髎、血海、委阳、太冲。寻找瘀血络脉后，三棱针刺入约1厘米，使紫血流出，血色转淡再加拔火罐，留罐15分钟，起罐后消毒针口。每隔1～2周治疗1次。

（3）穴位注射法　选中极、水道、气冲、八髎、白环俞、膀胱俞、血海、三阴交。每次选2穴，用鱼腥草、当归、红花等注射液，每穴注入药液2毫升，隔日1次。

【注意】

1. 针灸治疗本病疗效好，年龄在40岁以上者，带下黄赤，应注意排除癌症。

2. 节制房事，注意经期及产褥期的卫生，分娩时避免宫颈撕裂伤，保持外阴清洁。

遗尿

（一）概念

年满5周岁以上，具有正常排尿功能的小儿，在睡眠中小便不能自行控制而排出，醒后方觉，并反复出现的病证，称遗尿。偶因疲劳或饮水过多而遗尿者，不作病态论。

西医学认为，单纯的遗尿是患儿缺乏规律排尿训练而致控制排尿功能不成熟所致，临床可分为持续型和再发型。前者指从未建立起自觉排尿；后者指患儿已不再遗尿，而间隔一段时间（至少6个月）后又出现遗尿，多由精神因素诱发。泌尿系异常、感染、隐性脊柱裂也可导致遗尿。

（二）病因病机

本病多由禀赋不足、病后体弱，导致肾气不足，下元虚寒，膀胱约束无权；或脾肺气虚，膀胱约束无力，因而发生遗尿。本病病变部位主要在肾，病变性质以虚证为主。

（三）辨证

主症：年满 5 周岁以上在睡眠中小便自遗，醒后方觉。轻者几日一次，重者每夜 1 ~ 2 次或更多。

兼症：兼见睡中遗尿，白天小便亦多，甚至难于控制，面色㿠白，精神疲乏，肢冷畏寒，智力迟钝，腰腿乏力，舌淡，脉沉细者，为肾气不足；睡中遗尿，白天小便频而量少，劳累后遗尿加重，面白无华，气短，食欲不振，大便稀溏，舌淡，苔白，脉细无力者，为肺脾气虚。

（四）治疗

1. 基本治疗

【治法】健脾益肺，温肾固摄。以任脉、足太阴经穴及相应背俞穴为主。

【主穴】关元、中极、膀胱俞、三阴交。

【配穴】肾气不足者，配肾俞；脾肺气虚者，配气海、肺俞、足三里；夜梦多者，配百会、神门。

【操作】毫针补法，配合用灸法。

【方义】关元培补元气，益肾固本。中极、膀胱俞可促进膀胱气化功能。三阴交可健脾益气，益肾固本而止遗尿。

2. 其他治疗

（1）耳针法　选肾、膀胱、皮质下、尿道。每次选 2 ~ 3 穴，毫针刺用轻刺激。亦可用撳针埋藏，或用王不留行籽贴压，于睡前按压以加强刺激。

（2）穴位激光照射法　选中极、膀胱俞、三阴交。用氦 – 氖激光仪照射相应穴位，每穴照射 5 分钟，每日 1 次。对于畏针患儿尤为适宜。

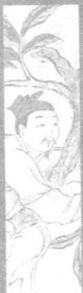

（3）穴位注射法　选中极、膀胱俞、气海、肾俞、关元、关元俞。每次选2穴，用当归注射液或维生素 B_{12} 注射液、维生素 B_1 注射液等，每次每穴注入药液2毫升，隔日1次。

（4）皮肤针法　选夹脊穴、气海、关元、中极、膀胱俞、八髎。用皮肤针轻叩，使皮肤微微潮红，也可叩刺后加拔火罐，隔日1次。

【注意】

1. 针灸治疗遗尿疗效较好，但对器质性病变引起者，应治疗其原发病。

2. 解除患儿心理负担，培养良好习惯，避免过度疲劳，晚间适当限制进水量。

第九章
皮外科病证的针灸治疗

瘾疹

（一）概念

瘾疹是以异常瘙痒，皮肤出现成块、成片状风团为主症的常见过敏性皮肤病，因其时隐时起，遇风易发，故名"瘾疹"，又称为"风疹""风疹块"。本病急性者短期发作后多可痊愈，慢性者常反复发作，缠绵难愈。

本病相当于西医学的急、慢性荨麻疹。其发病的主要因素是机体敏感性增强，皮肤真皮表面毛细血管炎性变，出现渗出、出血和水肿所致。

（二）病因病机

本病的病位在肌肤腠理，多与风邪侵袭，或胃肠积热有关。腠理不固，风邪侵袭，遏于肌肤，营卫不和，或素有胃肠积热，复感风邪，均可使病邪内不得疏泄，外不得透达，郁于腠理而发为本病。

（三）辨证

主症：发病时在皮肤上突然出现大小不等、形状不一的风团，成块或成片，高起皮肤，边界清楚，有如蚊虫叮咬之疙瘩，其色或红或白，瘙痒异常，发病迅速，消退亦快，此起彼伏，反复发作，消退后不留任何痕迹。

兼症：兼见发作与天气变化有明显关系，或疹块以露出部位如头面、手足为重，或兼有外感表证者，为风邪袭表；发作与饮食因素有明显关系，伴有脘腹胀痛，大便秘结，小便黄赤，或伴有恶心呕吐，肠鸣泄泻，舌质红赤，舌苔黄腻，脉滑数者，为胃肠积热；病久不愈，热伤阴血，伴有心烦口干，舌红，少苔，脉细无力者，为血虚风燥。

（四）治疗

1. 基本治疗

【治法】疏风和营。以手阳明、足太阴经穴为主。

【主穴】曲池、合谷、血海、膈俞、三阴交。

【配穴】风邪袭表者，配外关、风池；肠胃积热者，配足三里、天枢；湿邪较重者，配阴陵泉；血虚风燥者，配足三里、气海、风门；呼吸困难者，配天突；恶心呕吐者，配内关。

【操作】主穴用毫针泻法，风寒束表或湿邪较重者可灸，血虚风燥者用补法不灸。配穴按虚补实泻法操作。

【方义】曲池、合谷同属阳明，擅于开泄，既可疏风解表，又能清泄阳明，故凡瘾疹不论是外邪侵袭还是胃肠蕴热者用之皆宜。膈俞为血之会，与血海、三阴交同用，可调理营血，而取"治风先治血，血行风自灭"之义。

2. 其他治疗

（1）耳针法 选神门、肾上腺、内分泌、肺、耳尖、耳背静脉。毫针刺，中强度刺激，耳尖、耳背静脉可点刺出血。

（2）拔罐法 在神阙穴拔火罐，留罐5分钟，取下再拔罐留5分钟，如此3次为1个疗程，每日治疗1次。

【注意】

1. 针灸治疗本病有较好效果，但部分慢性发作者较难根除。

2. 注意避风寒，忌食鱼、虾等食物，远离过敏原。

3. 皮肤瘙痒症亦可参考本病进行针灸治疗。

（一）概念

蛇串疮是以突发单侧簇集状水泡，呈带状分布排列，宛如蛇形并以伴有剧烈烧灼刺痛为主症的病证。又称为"蛇丹""蛇窠疮""蜘蛛疮""缠腰火丹"等，多发生于腰腹、胸背及颜面部。

本病相当于西医学的带状疱疹。是由水痘—带状疱疹病毒所致的皮肤病，成簇的水疱沿一侧的周围神经或三叉神经的分支分布，多伴有神经痛。

（二）病因病机

本病多与肝郁化火、过食辛辣厚味、感受火热时毒有关。情志不畅，肝经郁火；或过食辛辣厚味，脾经湿热内蕴；又复感火热时毒，以致引动肝火，湿热蕴蒸，浸淫肌肤、经络而发为疱疹。

（三）辨证

主症：初起时先觉发病部位皮肤灼热疼痛，皮色发红，继则出现簇集性粟粒大小丘状疱疹，多呈带状排列，多发生于身体一侧，以腰、胁部为最常见。疱疹消失后可遗留疼痛感。

兼症：兼见疱疹色鲜红，灼热疼痛，疱壁紧张，口苦，心烦易怒，脉弦数者，为肝经郁热；疱疹色淡红，起黄白水疱，疱壁易于穿破，渗水糜烂，身重腹胀，苔黄腻，脉滑数者，为脾经湿热；疱疹消失后遗留疼痛者，证属余邪留滞，血络不通。

（四）治疗

1. 基本治疗

【治法】清热燥湿，解毒止痛。以足阳明经穴、局部阿是穴及相应夹脊穴为主。

【主穴】阿是穴、病变相应部位夹脊穴、合谷、曲池、大椎。

【配穴】肝经郁热者，配太冲、支沟、外关；脾经湿热者，配血海、阴陵泉、三阴交。

【操作】诸穴均用毫针泻法。疱疹局部阿是穴用围针法，即在疱疹带的头、尾各刺1针，两旁则根据疱疹带的大小选取1～3点，向疱疹带中央沿皮平刺。或用三棱针点刺疱疹及周围，拔火罐，令每罐出血3～5毫升。

【方义】局部阿是穴围针刺或点刺拔罐可引火毒外出。本病是疱疹病毒侵害神经根所致，取相应的夹脊穴，直针毒邪所留之处，可泻火解毒，通络止痛，符合《内经》中"凡治病必先治其病所从生者也"之义。

2. 其他治疗

皮肤针法　疱疹后遗神经痛可在局部用皮肤针叩刺后，加艾条灸。

【注意】

1. 针灸治疗本病有较好效果，对疱疹后遗神经痛者针灸也有较好的止痛效果。

2. 若配合中药内服外敷，效果更好。

3. 忌食辛辣、油腻、鱼虾等发物。

痄腮

（一）概念

痄腮是以发热、耳下腮部肿胀疼痛为主症的一种急性传染病。一般流行于冬、春季节，儿童多见，尤以5～9岁发病率较高，成人发病者症状较重。

本病相当于西医学的流行性腮腺炎，是由腮腺炎病毒引起的急性呼吸道传染病，以腺腮肿大为特点。

（二）病因病机

痄腮主要是由于风温邪毒从口鼻而入，挟痰化火，遏阻少阳、阳明经脉，郁结于耳下腮部所致。

（三）辨证

主症：耳下腮部肿胀疼痛，咀嚼困难，或伴有发热。

兼症：兼见仅觉耳下腮部酸痛肿胀，而无其他见症，可在数日内逐渐肿消痛止，较重者，初期有恶寒、发热、全身轻度不适等症，为温毒在表；发热、耳下腮部红肿热痛，坚硬拒按，咀嚼困难，为热毒蕴结；高热烦渴，或睾丸肿痛，甚则神昏抽搐，为温毒内陷。

（四）治疗

1、基本治疗

【治法】清热解毒，消肿散结。以手少阳、手足阳明经穴为主。

【主穴】翳风、颊车、外关、合谷、角孙。

【配穴】热毒蕴结者，配大椎、商阳；睾丸肿痛者，配太冲、曲泉；神昏抽搐者，配人中、十宣或十二井。

【操作】毫针泻法。关冲、商阳、十宣、十二井穴用三棱针点刺出血。角孙穴可用灯火灸法。

【方义】翳风、角孙宣散患部气血的蕴结；外关通阳维脉，"阳维为病苦寒热"；外关、合谷疏风解表，清热消肿。

2．其他治疗

（1）耳针法　选面颊、肾上腺、耳尖、耳背静脉，中强度刺激，耳尖及耳背静脉三棱针点刺出血。

（2）灯火灸法　选患侧角孙穴。将角孙穴处头发剪短，穴位常规消毒，取灯心草蘸香油点燃，迅速触点穴位，并立即提起，可闻及"叭"

的一声，一般灸治1次即可，若肿势不退，次日再灸1次。

乳痈

（一）概念

乳痈是以乳房红肿疼痛，排乳不畅，以致结脓成痈、溃后出脓稠厚为主症的急性化脓性病证。以初产妇为多见，好发于产后3～4周，故又有"产后乳痈"之称。

乳痈相当于西医学的急性乳腺炎，多因乳头发育不全，妨碍哺乳，或乳汁过多不能及时完全排空，或乳管欠通畅，影响排乳，致使乳汁淤积，利于入侵细菌的繁殖而致病。

（二）病因病机

本病病位主要在胃、肝两经。胃热肝郁、火毒凝结是基本病机。

（三）辨证

主症：乳房结块，红肿疼痛。

兼症：兼见初起乳房结块，肿胀疼痛，常兼有恶寒、发热、全身不适等症，为气滞热壅，此时脓未形成（郁乳期）；若肿块增大，红肿疼痛，时有跳痛者，为火毒炽盛，为酿脓之征（酿脓期）；若肿块中央触之渐软，有应指感，或见乳头有脓汁排出，为毒盛肉腐，说明脓已成熟（溃脓期）。

（四）治疗

1. 基本治疗

【治法】清热解毒，疏肝和胃，消肿散结。以足阳明、足厥阴经穴为主。

【主穴】少泽、膻中、乳根、期门、内关、肩井。

【配穴】肝气郁结者，配行间；胃热蕴滞者，配内庭；火毒者，配厉兑、大敦点刺放血。

【操作】毫针泻法。期门、肩井不得针刺过深。

【方义】少泽为小肠经井穴，有疏通乳腺闭塞、行气活血之功效，善治乳房疾患；乳根、膻中可疏通局部气血；期门、内关宽胸理气；肩井为手足少阳、足阳明、阳维脉交会穴，为治疗乳痈的经验用穴。

2. 其他治疗

（1）三棱针法　在背部肩胛区寻找阳性反应点。反应点为大如小米粒的红色斑点，指压不褪色，稀疏散在，数量数个或十几个不等。用三棱针挑刺并挤压出血，出血量以血色变为正常为度。若刺血后拔罐，则效果更好。

（2）灸法　选阿是穴，用葱白或大蒜捣烂，铺于乳房患处，用艾条熏灸 20 分钟左右，每日 1 ～ 2 次，用于乳痈初起未成脓时。

扭伤

（一）概念

扭伤是指四肢关节或躯体部软组织，如肌肉、肌腱、韧带、血管等损伤，而无骨折、脱臼、皮肉破损等情况。临床主要表现为损伤部位疼痛肿胀和关节活动受限，多发于腰、踝、膝、肩、腕、肘、髋等部位。

（二）病因病机

扭伤多由剧烈运动或负重、持重时姿势不当，或不慎跌仆、牵拉和过度扭转等原因，引起某一部位的皮肉筋脉受损，以致经络不通，经气运行受阻，瘀血壅滞局部而成。

（三）辨证

主症：扭伤部位疼痛，关节活动不利或不能，继则出现肿胀，伤处肌肤发红或青紫。

兼症：兼见皮色发红，多为皮肉受伤，青色多为筋伤，紫色多为瘀血留滞；新伤疼痛肿胀，活动不利者，为气血阻滞；若陈伤每遇天气变化而反复发作者，为寒湿侵袭。此外，更宜根据扭伤部位的经络所在，辨清扭伤所属经络。如急性腰扭伤，脊椎正中扭伤为伤在督脉，一侧或两侧腰部扭伤为伤在足太阳经。

（四）治疗

1. 基本治疗

【治法】活血止痛，去瘀消肿。以受伤局部穴位为主。

【主穴】腰部：阿是穴、肾俞、腰痛穴、委中。

踝部：阿是穴、申脉、丘墟、解溪。

膝部：阿是穴、膝眼、膝阳关、梁丘。

肩部：阿是穴、肩髃、肩髎、肩贞。

肘部：阿是穴、曲池、小海、天井。

腕部：阿是穴、阳溪、阳池、阳谷。

髋部：阿是穴、环跳、秩边、居髎。

【配穴】可根据受伤部位的经络所在，配合循经远取，如腰部正中扭伤病在督脉者，可远取人中、后溪；腰椎一侧或两侧（紧靠腰椎处）疼痛明显者，可取手三里或三间，因为手阳明经筋夹脊内。也可根据受伤部位的经络所在，在其上下循经邻近取穴，如膝内侧扭伤病在足太阴脾经者，除用阿是穴外，可在扭伤部位其上取血海、其下取阴陵泉，以疏通脾经气血。因为手足同名经脉气相通，故关节扭伤还可应用手足同名经取穴法，又称关节对应取穴法，治疗关节扭伤疗效甚捷。其选取方法是踝关节与腕关节对应，膝关节与肘关节对应，髋关节与肩关节对应。如踝关节外侧昆仑、申脉穴处扭伤，病在足太阳经，可在对侧腕关节手太阳经养老、阳谷穴处寻找有最明显压痛的穴位针之；膝关节内上侧扭伤，病在足太阴经，可在对侧肘关节手太阴经尺泽穴处寻找最明显压痛点针之。

【操作】诸穴均针，用泻法；陈旧性损伤可用灸法。

【方义】《针灸聚英·肘后歌》言："打仆伤损破伤风，先于痛处下针攻。"扭伤多为关节伤筋，属经筋病，"在筋守筋"，故治疗当以扭伤局部取穴为主，以疏通经络，散除局部的气血壅滞，使通则不痛。

2. 其他治疗

（1）耳针法　选相应扭伤部位、神门，中强度刺激，或用王不留行籽贴压。

（2）刺络拔罐法　选阿是穴，用皮肤针叩刺疼痛肿胀部，以微出血为度，加拔火罐。适用于新伤局部血肿明显者或陈伤瘀血久留，寒邪袭络等。

【注意】

1. 针灸治疗扭伤有较好疗效，若扭伤后立即采用手足同名经对应取穴法，同时令病人活动患部，常有针入痛止之效。但必须排除骨折、脱位、韧带断裂等情况。

2. 可配合推拿、药物熏洗等疗法。

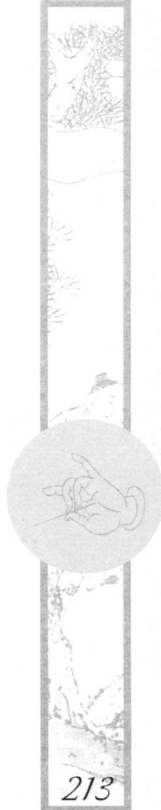

第⑩章
五官科病证的针灸治疗

目赤肿痛

（一）概念

赤目肿痛是以白睛红赤、羞明泪为临床主症的一种急性常见眼科病证。古代文献根据其发病原因、症状急重和流行性，又称"风热眼""暴风客热""天行赤眼"。

赤目肿痛常见于西医学的急性结膜炎、假性结膜炎以及流行性角膜炎等，是由细菌或病毒感染，或过敏而导致。

（二）病因病机

多因外感风热时邪，侵袭目窍，郁而不宣；或因肝胆火盛，循经上扰，以致经脉闭阻，血壅气滞，骤然发生目赤肿痛。

（三）辨证

主症：目赤肿痛，羞明，流泪，眵多。

兼症：兼见头痛，发热，脉浮数，为外感风热证；口苦，烦热，便秘，脉弦滑，为肝胆火盛证。

（四）治疗

1. 基本治疗

【治法】疏风清热，消肿定痛。以手阳明、足厥阴和足少阳经穴为主。

【主穴】合谷、太冲、风池、攒竹、太阳。

【配穴】外感风热者，配少商、上星；肝胆火盛者，配行间、侠溪。

【操作】毫针泻法。少商、太阳、上星穴点刺出血。

【方义】目为肝之窍，阳明、太阳、少阳经脉均循行目系。合谷调阳明经气以疏散风热。太冲、风池分属肝、胆两经，上下相应，导肝胆之火下行。攒竹为足太阳经腧穴，可宣泄患部之郁热。太阳穴可泄热消肿。

2. 其他治疗

（1）挑刺法　在肩胛间按压过敏点，或大椎穴及其两旁 0.5 寸处挑治。本法适用于急性期。

（2）耳针法　选眼、目1、目2、肝。毫针刺，留针 20 分钟，间歇运针；亦可在耳尖或耳后静脉点刺出血。

【注意】

1. 针刺治疗目赤肿痛效果较好，可明显缓解病情。

2. 取眼眶内穴位时，针具应严格消毒，以防止感染；进出针须缓慢，轻捻转不宜提插，出针时用棉球按压数秒钟，以防止出血。

耳鸣、耳聋

（一）概念

耳聋、耳鸣是听觉异常的两种症状。耳鸣是以自觉耳内鸣响为主症，耳聋则以听力减退或听力丧失为主症，耳聋往往由耳鸣发展而来。两者在病因病机及针灸治疗方面大致相同，故合并论述。

西医学认为内耳疾病、某些药物等导致听神经等损伤或先天听觉障碍可致耳聋，而内耳的血管痉挛常是耳鸣发生的重要原因。

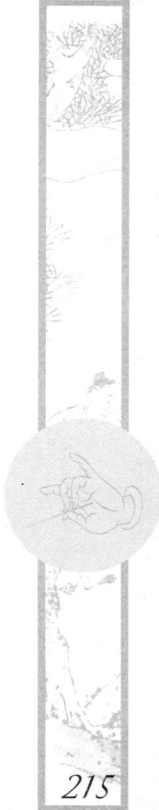

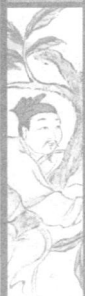

（二）病因病机

本病的发病原因可分为内因和外因。内因多由恼怒、惊恐，肝胆风火上逆，以致少阳经气闭阻；或因肾虚气弱，肝肾亏虚，精气不能上濡于耳而成。外因多由风邪侵袭，壅遏清窍而致，亦有因突然暴响震伤耳窍引起者。

（三）辨证

1. 实证

主症：卒然耳鸣、耳聋，或耳中觉胀，鸣声隆隆不断，按之不减。

兼症：兼见头胀，面赤，咽干，烦躁善怒，脉弦，为肝胆火盛；畏寒，发热，脉浮，为外感风邪。

2. 虚证

主症：久病耳鸣、耳聋，耳中如蝉鸣，时作时止，劳累则加剧，按之鸣声减弱。

兼症：兼见头晕，腰膝酸软，乏力，遗精，带下，脉虚细者，为肾气亏虚；五心烦热，遗精盗汗，舌红少津，脉细数，为肝肾亏虚。

（四）治疗

1. 基本治疗

实证

【治法】疏风清热，通络开窍。以耳区局部和手足少阳经穴为主。

【主穴】翳风、听会、侠溪、中渚、耳门、完骨。

【配穴】肝胆火盛者，配太冲、丘墟；外感风邪者，配外关、合谷。

【操作】毫针泻法。

【方义】手、足少阳两经经脉均入于耳中，因此取手少阳之中渚、翳风、耳门，足少阳之听会、侠溪、完骨，疏通少阳经络，清肝泻火。

虚证

【治法】益肾通窍。以足少阴、手足少阳经穴为主。

【主穴】太溪、照海、听宫、外关。

【配穴】肾气不足者，配肾俞、气海；肝肾亏虚者，配肾俞、肝俞。

【操作】毫针补法。肾气虚可用小艾炷灸患处。

【方义】肾开窍于耳，肾气和肾精的充足是耳之听聪的基础，耳鸣、耳聋之虚证责之于肾，太溪、照海可补益肾精、肾气。听宫为局部选穴，可疏通耳部经络气血。外关可疏通少阳经气。

2. 其他治疗

（1）耳针法　选心、肝、肾、内耳、皮质下。暴聋者，毫针强刺激；一般耳鸣、耳聋者，中等刺激量，亦可用王不留行籽贴压。

（2）穴位注射法　选听宫、翳风、完骨、瘈脉。用 654–2 注射液，每次两侧各选一穴，每穴注射 5 毫升；或用维生素 B_{12} 注射液 100 微克，每穴 0.2 ~ 0.5 毫升。

（3）头针法　选取两侧晕听区，毫针刺，间歇运针，留针 20 分钟，每日或隔日 1 次。

鼻渊

（一）概念

鼻渊是以鼻流腥臭浊涕、鼻塞、嗅觉减退等为主症，重者称之"脑漏""脑渗"。

本病可见于西医学的急、慢性鼻窦炎和副鼻窦炎。

（二）病因病机

鼻为肺之外窍，因此鼻渊的发生，与肺经受邪有关。其急者，每因

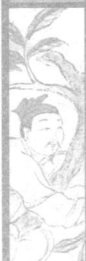

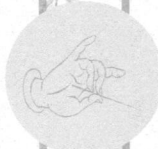

风寒袭肺，蕴而化热或感受风热，乃致肺气失宣，客邪上清窍而致鼻塞流涕。风邪解后，郁热未清，酿为浊液，壅于鼻窍，化为脓涕，迁延而发鼻渊。

（三）辨证

主症：鼻流腥臭浊涕，鼻塞，嗅觉障碍，头痛。

兼症：兼见头痛，发热，脉浮数，为肺经风热证；口苦，烦热，便秘，脉弦滑，为肝胆郁热。

（四）治疗

1. 基本治疗

【治法】清热泻火，宣肺通窍。以鼻局部经穴、手太阴经、阳明经穴为主。

【主穴】列缺、合谷、迎香、印堂、上星。

【配穴】肺经风热者，配少商；湿热阻窍者，配曲池、阴陵泉。

【操作】毫针泻法。少商点刺出血。

【方义】鼻为肺窍，故取肺经络穴列缺以宣肺气，祛风邪。手阳明与手太阴相为表里，其脉又上夹鼻孔，故合谷、迎香可疏调经气，清泄肺热，且迎香为治疗鼻部疾病要穴，正如《玉龙歌》云："不闻香臭从何治，迎香二穴可堪攻。"印堂位于近鼻根部，可宣通鼻窍，清泄邪热。上星疏调头部经气，以止头痛。

2. 其他治疗

（1）穴位注射法　选合谷、迎香，用维生素 B 注射液，每穴 0.2 ~ 0.5 毫升，每次选 1 穴，隔日 1 次。

（2）耳针法　选内耳、下屏尖、额、肺。毫针刺，间歇捻转，或揿针埋入耳穴 1 周。

牙痛

（一）概念

牙痛是指牙齿因各种原因引起的疼痛而言，为口腔疾病中常见的症状之一。

牙痛可见于西医学的龋齿、牙髓炎、根尖周围炎和牙本质过敏等。遇冷、热、酸、甜等刺激时牙痛发作或加重，属中医的"牙宣""骨槽风"范畴。

（二）病因病机

手、足阳明经脉分别入下齿、上齿，大肠、胃腑积热，或风邪外袭经络，郁于阳明而化火，火邪循经上炎而发牙痛。肾主骨，齿为骨之余，肾阴不足，虚火上炎亦可引起牙痛。亦有多食甘酸之物，口齿不洁，垢秽蚀齿而作痛者。因此，牙痛主要与手足阳明经和肾经有关。

（三）辨证

主症：牙齿疼痛。

兼症：牙痛剧烈，兼有口臭，口渴，便秘，脉洪者，为胃火牙痛；痛甚而龈肿，兼形寒身热，脉浮数者，为风火牙痛；隐隐作痛，时作时止，口不臭，脉细或齿浮动者，属虚火牙痛。

（四）治疗

1. 基本治疗

【治法】疏风清热，通络止痛。以手、足阳明经穴为主。

【主穴】合谷、颊车、下关。

【配穴】风火牙痛者，配外关、风池；胃火牙痛者，配内庭、二间；虚火牙痛者，配太溪、行间。

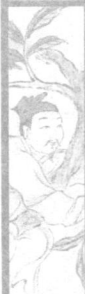

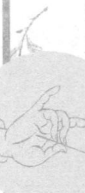

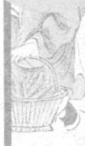

【操作】主穴用泻法，先针刺远端腧穴，再针刺局部腧穴，合谷持续行针 1 ~ 3 分钟。配穴太溪用补法，行间用泻法，余穴均用泻法。

【方义】合谷为远道取穴，可疏通阳明经络，并兼有祛风作用，可通络止痛，为治疗牙痛之要穴。颊车、下关为近部选穴，疏通足阳明经气血。

2. 其他治疗

耳针法　选上颌、下颌、神门、上屏尖、牙痛点。每次取 2 ~ 3 穴，毫针刺，强刺激，留针 20 ~ 30 分钟。

【注意】

1. 针刺对龋齿为暂时止痛，对一般牙痛效果良好。
2. 应与三叉神经痛相鉴别。
3. 平时注意口腔卫生。

咽喉肿痛

（一）概念

咽喉肿痛是口咽和喉咽部病变的主要症状，以咽喉部红肿疼痛、吞咽不适为特征，又称"喉痹"。

咽喉肿痛见于西医学的急性扁桃体炎、急性咽炎和单纯性喉炎、扁桃体周围脓肿。

（二）病因病机

咽接食管，通于胃；喉接气管，通于肺。如外感风热之邪熏灼肺系，或肺、胃二经郁热上壅，而致咽喉肿痛，属实热证；如肾阴不能上润咽喉，虚火上炎，亦可致咽喉肿痛，属阴虚证。

（三）辨证

主症：咽喉红肿热痛，吞咽不适。

兼症：兼见咽喉赤肿疼痛，吞咽困难，咳嗽，伴有寒热头痛，脉浮数，为外感风热；咽干，口渴，便秘，尿黄，舌红，苔黄，脉洪大，为肺胃实热；咽喉稍肿，色暗红，疼痛较轻，或吞咽时觉痛楚，微有热象，入夜则见症较重，为肾阴不足。

（四）治疗

1. 基本治疗

实热证

【治法】清热利咽，消肿止痛。以手太阴、手足阳明经穴为主。

【主穴】少商、合谷、廉泉、关冲。

【配穴】外感风热者，配风池、外关；肺胃实热者，配厉兑、鱼际。

【操作】毫针泻法。

【方义】少商系手太阴的井穴，点刺出血，可清泄肺热，为治疗咽喉病证的主穴。合谷为手阳明经原穴，能泄阳明之郁热。关冲为三焦经井穴，点刺出血以加强清泄肺胃之热，达到消肿清咽的作用。

阴虚证

【治法】滋阴清热，利咽止痛。以足少阴经穴为主。

【主穴】太溪、照海、鱼际。

【配穴】肝肾阴虚者，配三阴交、复溜。

【操作】太溪、照海用补法，鱼际用泻法。配穴用补法。

【方义】太溪是足少阴经原穴，照海为足少阴经和阴跷脉的交会穴，两脉均循行于喉咙，取之能调两经经气，滋养肾阴。鱼际为手太阴经的荥穴，可利咽清肺热。三穴同用，可使虚火得清，不致灼伤阴液，以奏利咽止痛之效。

2. 其他治疗

耳针法 选咽喉、心、下屏尖、扁桃体、轮 1 ~ 轮 4。毫针刺，实证者强刺激，每次留针 1 小时。

【注意】

1. 针刺治疗咽喉肿痛效果好。如扁桃体周围脓肿，不能进食者应予补液，如已成脓则转科处理。

2. 禁止吸烟、饮酒以及进食酸辣等刺激性食物。

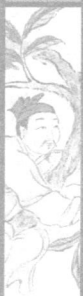

第⑪①章
急病的针灸治疗

晕厥

（一）概念

晕厥是指各种病因引起的以突然而短暂的意识丧失，伴体位张力消失为主症的常见临床病证。其特征为突感眩晕，行动无力，迅速失去知觉而昏倒，数秒至数分钟后恢复清醒。

西医学的一过性脑缺血发作可见晕厥症状。

（二）病因病机

晕厥多由元气虚弱，或病后气血未复，或产后失血过多，每因操劳过度、骤然起立等致使经气一时紊乱，气血不能上充于头，阳气不能通达于四末而致。亦有因情志异常波动，或因外伤剧烈疼痛，以致经气逆乱，清窍受扰而致晕厥。

（三）辨证

主症：自觉头晕乏力，眼前发黑，泛泛欲吐，继则突然昏倒，不省人事。

兼症：兼见素体虚弱，疲劳惊恐而致昏仆，面色苍白，四肢厥冷，气短眼花，汗出，舌淡，脉细缓无力，为虚证；素体健壮，偶因外伤、恼怒等致突然昏仆，不省人事，呼吸急促，牙关紧闭，舌淡，苔薄白，脉沉弦，为实证。

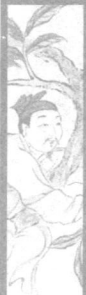

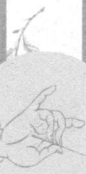

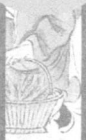

（四）治疗

1. 基本治疗

【治法】苏厥醒神。以督脉及手厥阴经穴为主。

【主穴】水沟、中冲、涌泉。

【配穴】虚证者，配关元、百会；实证者，配合谷、太冲。

【操作】水沟用泻法；中冲用三棱针点刺出血；涌泉用平补平泻法。配穴按虚补实泻法操作，气海、关元、百会用灸法。

【方义】水沟属督脉穴位，督脉入脑上巅，取之有开窍醒神之功。中冲为心包经的井穴，能调阴阳经气之逆乱，为治疗昏厥之要穴。涌泉可激发肾经之气，最能醒神开窍，多用于昏厥之重证。

2. 其他治疗

（1）耳针法　选神门、肾上腺、心、皮质下。毫针刺，强刺激。

（2）刺络法　选大椎、十二井穴或十宣。毫针刺后，大幅度捻转数次，出针后使其出血数滴，适用于实证。

【注意】

1. 针灸对情绪激动、外伤疼痛引起的晕厥效果良好，可作为治疗。

2. 晕厥病人需详细检查，明确病因，以便采取相应的治疗措施。

虚脱

（一）概念

虚脱是以面色苍白、神志淡漠，或昏迷，肢冷汗出、血压下降为特征的危急病症。

虚脱可见于西医学的休克。

（二）病因病机

本病多由大量出血、大吐、大泻，或因外感六淫邪毒，情志内伤，药物过敏或中毒，久病虚衰等严重损伤气血津液，致脏腑阴阳失调，气血不能供养全身所致。甚至导致阴阳衰竭，出现亡阳亡阴之危候。

（三）辨证

主症：面色苍白或发绀，四肢厥冷，汗出淋漓，神情淡漠，反应迟钝或昏迷，或烦躁不安，血压下降，脉微细或芤大无力。

兼症：兼见神情淡漠，四肢厥冷，呼吸微弱，舌淡苔白，脉微欲绝，为亡阳；发热口渴，烦躁不安，唇舌干红，脉细数或沉微欲绝，为亡阴；神志不清转入昏迷，气少息促，心音低钝，周身俱冷，脉微欲绝，为阴阳俱脱之危候。

（四）治疗

1. 基本治疗

【治法】回阳固脱，苏厥救逆。以督脉、手厥阴经穴为主。

【主穴】素髎、水沟、内关。

【配穴】神志昏迷者，配中冲、涌泉；肢冷脉微者，配关元、神阙、百会。

【操作】泻素髎、水沟；补内关。

【方义】素髎升阳救逆，开窍醒神；水沟苏厥救逆；内关调补心气，行血养神。

2. 其他治疗

（1）耳针法　选肾上腺、皮质下、心。毫针刺，中等刺激。

（2）艾灸法　选百会、膻中、神阙、关元、气海。艾炷直接灸，每次2～3穴，灸之脉复汗收为止。

高热

（一）概念

高热是指以体温升高超过 39℃ 为主症的急性症状，中医学称为"壮热""实热""日晡潮热"等。

本病见于西医学的急性感染、急性传染病、中暑、风湿热、结核等。

（二）病因病机

高热多因外感发热之邪从口鼻而入，卫失宣散，肺失清肃；或温邪疫毒侵袭人体，燔于气分；或内陷营血，引起高热。也有因外感暑热之邪，内犯心包而致者。

（三）辨证

主症：发病急，高热，体温超过 39℃。

兼症：兼见高热恶寒，咽干，头痛咳嗽，舌红，苔黄，脉浮数，为风热表证；咳嗽，痰黄而稠，咽干，口渴，脉数，为肺热证；高热汗出，烦渴引饮，舌红，脉洪数，为热在气分；高热夜甚，斑疹隐隐，吐血便血或衄血，舌绛心烦，甚则出现神昏谵语，抽搐，为热入营血。

（四）治疗

1. 基本治疗

【治法】清泄热邪。以督脉、手太阴、手阳明经穴及井穴为主。

【主穴】大椎、十二井、十宣、曲池、合谷。

【配穴】风热证，配鱼际、外关；肺热证，配尺泽；气分热盛证，配内庭；热入营血证，配内关、中冲；抽搐者，配太冲；神昏者，配水沟、内关。

【操作】毫针泻法。大椎刺络拔罐放血，十宣、十二井穴点穴出血。

【方义】大椎总督一身之阳；十二井、十宣穴为阴阳经脉交接之处，均点刺出血，有明显的退热作用；合谷、曲池可清泄肺热。

2. 其他治疗

（1）耳针法　选耳尖、耳背静脉、肾上腺、神门。耳尖、耳背静脉用三棱针点刺出血，余穴用毫针刺，强刺激。

（2）刮痧法　选脊柱两侧和背俞穴，用特制刮痧板或瓷汤匙蘸食油或清水，刮脊柱两侧和背俞穴，刮至皮肤红紫色为度。

抽搐

（一）概念

抽搐是指四肢不随意地肌肉抽搐，或兼有颈项强直、角弓反张、口噤不开等。引起抽搐的原因很多，临床根据有无发热分为发热性抽搐和无发热性抽搐两类。

西医学的小儿惊厥、破伤风、癫痫、颅脑外伤和癔病等可出现抽搐。

（二）病因病机

抽搐多为感受时邪，郁闭于内，化热化火；或饮食不节，湿热壅滞，郁久化火，热扰神明，热极引动肝风，经筋功能失常而抽搐；或因脾虚湿盛，聚液成痰，上蒙清窍而致；也有脾胃素虚、气血不足而致虚风内动者。

（三）辨证

主症：四肢抽搐，颈项强直，角弓反张，牙关紧闭，严重者伴有昏迷。

兼症：兼见表证，起病急骤，有汗或无汗，头痛神昏，为热极生风；壮热烦躁，昏迷痉厥，喉间痰鸣，牙关紧闭，为痰热化风；无发热，伴有手足抽搐，露睛，纳呆，脉细无力，为血虚生风。

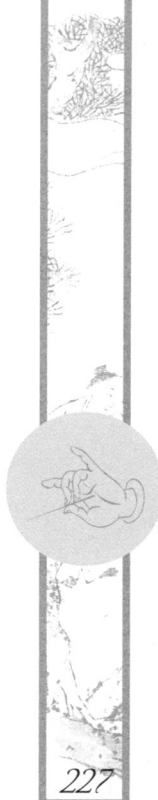

（四）治疗

1. 基本治疗

【治法】醒脑开窍，息风止痉。以督脉及手足厥阴、手阳明经穴为主。

【主穴】水沟、百会、合谷、太冲、阳陵泉。

【配穴】发热者，配少商、商阳；神昏者，配十宣、涌泉；痰盛者，配阴陵泉、丰隆；血虚者，配血海、足三里。

【操作】毫针泻法。

【方义】水沟醒脑开窍，调神导气；内关调理心气，活血通络；合谷、太冲开四关，息风止痉；百会既能息风定惊，又能开窍醒神。

2. 其他治疗

耳针法　选皮质下、肝、脾、缘中、耳中、心。每次选取 3 ~ 4 穴，毫针刺，强刺激。

心绞痛

（一）概念

心绞痛是指因冠状动脉供血不足，心肌急剧的、暂时缺血缺氧所引起的以发作性胸痛为突出表现的综合征。典型的心绞痛是突然发作的胸骨体上段或中段或心前区压榨性、闷胀性或窒息性疼痛，可放射到左肩、左上肢前内侧及无名指和小指。疼痛一般持续 1 ~ 5 分钟，伴有面色苍白、表情焦虑、出汗和恐惧感。多因劳累、情绪激动、饱食、受寒等因素诱发。

（二）病因病机

本病多由正气内虚，寒邪入侵，胸阳闭阻；或情志郁结，气滞血瘀；或饮食无度，痰浊阻闭心络，不通则痛；或劳逸失度，年迈肾虚，以致营血亏耗，心阳不振，心脉失养，发为心痛。

（三）辨证

主症：突发胸闷、左胸心前区绞痛、心悸、气短，甚至心痛彻背、喘息不得卧。

兼症：兼见遇寒剧痛，得热痛减，面色苍白，四肢不温，舌淡红，苔薄白，脉弦紧或沉迟，为寒凝心脉；胸闷气短，心悸汗出，形寒肢厥，腰酸乏力，或虚烦不寐，面色淡白，唇甲青紫或淡白，舌淡红有齿痕，苔薄润或白滑，脉沉细或沉微欲绝，为心阳不足；兼痛处固定不移，入夜更甚，面色晦暗，唇甲青紫，舌紫暗或有瘀斑，脉涩或结代，为气滞血瘀；胸闷痞满而痛，喉中痰鸣，形体肥胖，肢体沉重，口黏乏味，纳呆脘胀，舌紫暗，苔浊腻，脉沉滑，为痰湿内阻；心胸疼痛时作，或灼痛，或闷痛，五心烦热，口干盗汗，舌红少津，苔薄或剥，脉细数或结代，为心阴不足。

（四）治疗

1. 基本治疗

【治法】通阳行气，活血止痛。以手厥阴、手少阴经穴为主。

【主穴】内关、心俞、厥阴俞、膻中。

【配穴】气滞血瘀者，配血海、膈俞、三阴交。

【操作】泻法。

【方义】内关强心止痛，活血通络；心俞、厥阴俞调理心气，通络活血，为治疗心绞痛的特效穴；膻中疏通气机。

2. 其他治疗

耳针法　选心、小肠、交感、神门、内分泌。每次选 3～5 穴，毫针刺，中等刺激强度。

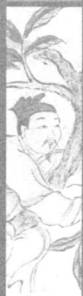

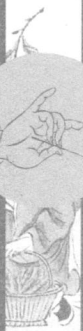

胆绞痛

（一）概念

胆绞痛是以右上腹胆囊区绞痛、阵发性加剧或痛无休止为主症的病症，属中医学"胁病"范畴。

胆绞痛常见于急性胆囊炎、胆石症和胆道蛔虫症。

急性胆囊炎系指细菌感染、高度浓缩的胆汁或反流入胆囊的胰液的化学刺激所致的急性炎症疾病。主要表现为突发右上腹痛，呈持续性，并阵发性加剧，疼痛常放射至右肩胛区，伴有恶心、呕吐，右上腹胆囊区有明显压痛和肌紧张。部分病人可出现黄疸和高热，或摸到肿大的胆囊。

胆石症是指胆道系统的任何部位发生结石的疾病，其临床表现决定于结石的部位、动态和并发症，主要为胆绞痛，其疼痛剧烈，恶心呕吐，并可有不同程度的黄疸和高热。胆绞痛发作一般时间短暂，也有延及数小时的。胆囊炎、胆石症可同时存在，相互影响。

（二）病因病机

本病多与情志不遂、肝胆气滞，饮食不节、伤及脾胃，痰湿壅盛、化热或成石，或蛔虫妄动，误入胆道有关。

（三）辨证

主症：突发性右上腹剧痛，持续性疼痛，阵发性加剧。

兼症：兼见绞痛常因情志波动而发作，伴胸闷、嗳气、恶心、呕吐、纳差、心烦易怒，舌苔薄白，脉弦紧，为肝胆气滞；口苦咽干，大便秘结，小便短赤，舌红，苔厚而干，脉弦细，为痰热互结。

（四）治疗

1. 基本治疗

【治法】疏肝利胆，行气止痛。以足少阳经穴及相应俞募穴为主。

【主穴】胆囊穴、阳陵泉、胆俞、肝俞、日月、期门。

【配穴】呕吐者，配内关、公孙；黄疸者，配至阳；发热者，配曲池、大椎。

【操作】毫针泻法。

【方义】胆俞配日月、肝俞配期门为俞募配穴，疏肝利胆而止痛；阳陵泉清利肝胆；胆囊穴为治疗胆腑疾病的经验穴，可利胆镇痛。

2. 其他治疗

耳针法　选肝、胰胆、交感、神门、耳迷根。急性发作时用毫针刺，强刺激，持续捻针；剧痛缓解后再行耳穴压丸法，两耳交替进行。

肾绞痛

（一）概念

肾绞痛多见于泌尿系统结石病。结石可发生于泌尿系统的任何部位，但多原发于肾。其临床表现为绞痛突然发生，疼痛多呈持续性或间歇性，并沿输尿管向髂窝、会阴、阴囊及大腿内侧放射，并出现血尿或脓尿，排尿困难或尿流中断，肾区可有叩击痛。

（二）病因病机

本病病位在肾，与膀胱、肝、脾密切相关。

（三）辨证

主症：小腹及茎中急胀刺痛，多呈持续性或间歇性，或腰部刺痛，

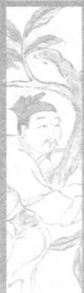

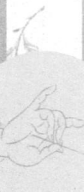

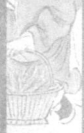

向膀胱、外生殖器、大腿内侧放射，并出现血尿或脓尿，排尿困难或因有砂石而中断，变换体位常能通畅。肾区有叩击痛。

兼症：兼见寒热往来，口苦呕恶，大便不爽或秘结，苔黄腻，脉滑数，为下焦湿热；小便涩滞，有血尿，少腹满痛，脉弦涩，为气滞血瘀；尿痛涩滞不显著，腰膝酸软，神疲乏力，脉弦细无力，为肾气虚弱。

（四）治疗

1. 基本治疗

【治法】清利湿热，通淋止痛。以相应背俞穴及足太阴经穴为主。

【主穴】肾俞、三焦俞、关元、三阴交。

【配穴】血尿者，配血海、太冲；湿热重者，配委阳、合谷。

【操作】毫针泻法。

【方义】肾俞、三焦俞配关元疏利膀胱气机，疏通局部经络以止痛；三阴交清利湿热，通淋止痛。

2. 其他治疗

耳针法　选肾、输尿管、交感、皮质下、三焦。毫针刺，强刺激。